U0229411

主编

刘 伟

副主编

王丽华 陶 弢

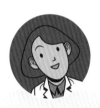

仁济专家谈

多囊卵巢综合征

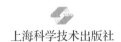
上海科学技术出版社

图书在版编目（CIP）数据

仁济专家谈多囊卵巢综合征 / 刘伟主编. -- 上海：
上海科学技术出版社，2021.1
ISBN 978-7-5478-5144-9

Ⅰ．①仁… Ⅱ．①刘… Ⅲ．①卵巢疾病－综合征－诊
疗 Ⅳ．①R711.75

中国版本图书馆CIP数据核字(2020)第226952号

仁济专家谈多囊卵巢综合征

主编 刘 伟

上海世纪出版(集团)有限公司
上海科学技术出版社 出版、发行
（上海钦州南路71号 邮政编码200235 www.sstp.cn）
浙江新华印刷技术有限公司印刷
开本 889×1194 1/32 印张 5.75
字数 150千字
2021年1月第1版 2021年1月第1次印刷
ISBN 978-7-5478-5144-9 / R·2213
定价：39.80元

本书如有缺页、错装或坏损等严重质量问题，请向工厂联系调换

关于本书

多囊卵巢综合征（PCOS）是育龄女性最常见的内分泌紊乱性疾病之一，不仅影响育龄女性的排卵功能而致不孕，而且会给女性带来一系列健康问题，如糖尿病、心脑血管疾病和肿瘤等，同时也会给后代带来健康隐患。良好的自我管理和积极的治疗干预是控制PCOS的重要措施。

本书着重就PCOS的相关概念、高危人群筛查与诊断、常见合并症的防与治、临床治疗干预原则、备孕管理与策略、长期随访措施等进行深入浅出的介绍，给予读者科学指导，让她们正确认识疾病，积极主动参与疾病的日常管理。

本书在保证内容科学性的同时，力求表述通俗易懂；附彩色插图和小贴士，提供关键信息，利于读者理解和掌握。

作者名单

主 编

刘 伟

副主编

王丽华 陶 彀

参编人员

（按姓氏拼音排序）

蔡 洁 贾 芸 李圣贤 廖 宇 陆 楠

綦一澄 唐墨莲 杨明兰 郑 俊

学术秘书

郑 俊 蔡 洁

前　言

　　多囊卵巢综合征（简称PCOS）是一种伴随女性一生的慢性病，到目前为止，虽然可控但无法治愈。随着社会的高速发展，PCOS的发病率呈现明显上升趋势，它不仅给女性带来月经、生育、内分泌、心脑血管甚至肿瘤问题，还会给其后代带来疾病隐患。

　　"知己知彼、百战不殆"，对于PCOS这种疾病，医学界在不断探索，力求发现关键机制，找到彻底控制它的"金钥匙"。作为已经确诊或极易患此病的普通人群，更多地了解它是十分必要的，因为你将与它相伴一生。是"和平共处"，还是"遭遇潜伏暗算"，很多时候取决于生活中的点点滴滴，取决于你的态度和决心，更取决于你对它的了解。

　　"健康所系、性命相托"，当你生病时，最希望你恢复健康的人当中一定有为你医治的医生，阻止疾病危害继续扩大是我们共同的愿望。所以，如果你努力成为医生最好的"战友"，我们的组合就一定可以所向披靡，取得最大的胜利。成就你的健康，也成就我们的职业理想，这是我们编写本书的初衷。我们期待你能"全副武装"地加入抗击PCOS的战斗。

　　在本书中，我们从女性生殖内分泌的基础理论开始，一直深入到

PCOS的流行现状、发病机制、临床表现、治疗手段、远期并发症及随访管理。对于易患人群，我们同样做了知识汇总，帮助大家尽早识别危险，积极预防疾病的发生。我们没有雄厚的文学功底和幽默诙谐的语言能力，但是希望通过努力，能将晦涩难懂的医学知识传递给我们的"战友"——你们，让你们更强大，尽可能地远离疾病的危害，保全健康。

由于能力有限，本书中定有不妥之处，还请广大读者及业内人士批评指正！

刘伟

2020年7月

目　录

多囊卵巢综合征的危与害 021

高危人群筛查和确诊标准 057

及时干预，自我管理 073

长期随访和预防措施

附 录 149

初识多囊卵巢

综合征

一、 多囊卵巢综合征的典型病例

1 求子心切

胖胖的小美30岁了，结婚2年，婚后夫妻俩一直未避孕，可是期待中的宝宝却始终没有到来。最近5年，小美的月经周期一直不规律，之前有医生说她得了多囊卵巢综合征，可她那时候没觉得有什么不舒服，且医生开的多是调经的药物，也就懒得去管了。看着自己年龄越来越大，却迟迟怀不上孩子，全家人都跟着一起着急，小美只好再到医院找医生诊治。

• 寻求帮助

这天，满面愁容的小美来到了内分泌科门诊，医生与小美交流后得知，最近5年她的体重增长近10 kg，身高160 cm的她现在体重已经达到了76.2 kg。医生帮她计算了体重指数（BMI），为29.77 kg/m²，已经达到肥胖标准。小美告诉医生自己有糖尿病家族史，父亲有糖尿病、高血压、高脂血症。最近体检发现自己血糖也升高了，服用二甲双胍4个月后，体重较之前下降了6 kg。还去生殖中心促排卵过一次，也没有成功，就是怀不上孩子。该怎么办？

• **答疑解惑**

其实，在我们身边有很多和小美情况相似的多囊卵巢综合征（PCOS）患者，因为着急要孩子才来医院就诊。殊不知PCOS是一种复杂的临床综合征，不孕或不育只是它的一个表现。要想解决这个问题可不是那么简单，需要综合治疗、全面调理，绝不是吃点促排卵药就能解决的。

医生首先建议小美进行全面评估，包括代谢和生殖情况，小美了解了疾病的相关知识后欣然同意，下定决心这次规律治疗、科学随访。经过代谢和生殖方面的检查，医生告诉小美，她目前存在的问题是：月经紊乱、高雄激素血症，以及代谢异常（糖耐量异常合并胰岛素抵抗）、肝脏脂肪浸润、肥胖，远期还有心血管疾病风险。要想有"好孕"，恢复生殖功能和改善代谢状态非常重要。所以医生为小美制订了治疗目标：调节月经，降低血雄激素，改善代谢，备孕，预防心血管疾病等远期并发症。那么具体应该如何处理呢？医生给小美提供了以下治疗方案：强化生活方式干预，进行饮食结构调整、运动干预、减压、控制体重；服用避孕药的同时，加入改善胰岛素抵抗、减轻体重的药物［GLP-1受体激动剂（皮下注射）联合双胍类药物（口服）］。治疗效果：治疗3个月后，小美紧皱的双眉舒展开了，体重又下降了7.5 kg，血糖恢复正常，胰岛素抵抗明显改善，脂肪肝也减轻。最让她高兴的是，她的月经自然来了，而且周期也在30天左右，基础体温监测提示自发排卵可能恢复，她有自然受孕的可能了。

从小美的身上，我们可以看到，虽然避孕药能改善月经紊乱，但是对于PCOS患者，必须同时改变生活方式，纠正肥胖、胰岛素抵抗、改善糖代谢、脂代谢紊乱等。多管齐下纠正了各种代谢异常后，才能获得短期的效果，当然如果能够持续有效的治疗，也能防止远期并发症的发生。

② 爱美之心

瘦瘦的小丽18岁了，正在读高三，和同龄人一样，她平时学习紧张，压力也比较大。这个学期小丽都没有来月经，可是她却一点也没有放在心上，心中还暗自庆幸，觉得"大姨妈"不来正好免去了自己的麻烦。但是看着镜子里那张充满胶原蛋白的脸上反复冒出带着脓点的青春痘，两侧脸颊和下巴尤为明显，小丽心中一直很烦恼，在花一样的年纪，做个"青春美少女"就这么难吗？女儿这么长时间都不来月经，脸上还总是反反复复出现痤疮，小丽的妈妈再也坐不住了，这天和爸爸一块下定决心带着害羞的小丽到医院来做全面检查。

• 寻求帮助

内分泌科医生与小丽一家充分交流后，得知小丽自11岁左右月经初潮之后一直不太规律，间隔时间也不固定，最长一次有半年都没来月经，并且小丽的皮肤黑黑的，眉毛浓密，脸上坑坑洼洼，唇周还长着一些"小胡须"，着实不能算是一位"青春美少女"。她平时学习紧张，经常要到很晚才入睡，还喜欢吃油炸食品和洋快餐。小丽的妈妈年轻时月经也不太规律，结婚后4年多才怀上小丽，后来被查出有"多囊卵巢综合征"，怀孕期间还被诊断为"妊娠糖尿病"。小丽的爸爸发量比较少，40岁出头，头顶已经秃了，还患有糖尿病。医生提醒小丽，虽然你年纪小，但同样需要警惕和妈妈患一样的疾病——多囊卵巢综合征。

• 答疑解惑

青春期的少女，痤疮、月经不规律确实非常见，然而在初潮后

2～3年月经仍不规律，并且有相关家族史如多囊卵巢综合征、男性秃顶、糖尿病等，或存在高雄激素血症、月经初潮较早等，应注意筛查多囊卵巢综合征。医生建议小丽进行全面的检查和评估，包括相关激素和代谢状态等检查。报告出来后，医生告诉小丽，她确实是一位多囊卵巢综合征患者。她目前存在的问题是：月经紊乱、高雄激素表现明显，此外，还存在代谢异常（高脂血症、糖耐量异常、肝脂肪浸润），存在远期心血管疾病风险。真是不查不知道，一查吓一跳，原来这么小的年龄也会得多囊卵巢综合征，但是小丽这么瘦，怎么还会有血脂和血糖的问题啊？难道月经不规律和脸上的青春痘都是这个原因造成的吗？小丽一家脸上都出现了大大的问号。根据小丽的情况，医生和小丽共同制订了治疗目标：规律月经，降低血雄激素，改善代谢，减少心血管疾病风险，预防远期并发症的发生。为了达到以上目标，医生给小丽制订了以下治疗方案：首先进行强化生活方式干预，包括饮食结构调整和适当的运动，同时加强心理疏导和减压，加用增加胰岛素敏感性、调血脂及调节月经的药物。治疗效果：经过6个月的治疗，复诊时小丽明显自信了很多，脸上的痘痘少多了，皮肤看上去也不那么油腻了，并且血液中雄激素水平也较前明显下降，血脂也正常了，月经也基本恢复正常，周期在28～35天。

从小丽身上我们看到，虽然青春期的少女常存在月经周期不规律，但是初潮2年以后月经还不规律且存在PCOS高危因素时，也不能忽视PCOS的筛查。即使是不肥胖的患者，可能也会有高胰岛素血症或糖脂代谢异常的情况，因此在进行降雄激素治疗的基础上，加用改善胰岛素敏感性、治疗代谢的药物，重视患者心理状态的调整才能获得良好的治疗效果。

二、 多囊卵巢综合征是怎样的疾病

❶ "拨云见日" 看由来

多囊卵巢综合征，英文名称是polycystic ovary syndrome，简称PCOS。PCOS并不是一开始就为人们所认识和了解的。关于PCOS的描述，最早可以追溯到公元前5世纪，希波克拉底记录过2例长着胡须、闭经的女性：这些女性，月经期少于3天，量还少，她们健壮，肤色健康，看起来很男人，她们不会生育孩子，也不会怀孕。1721年，意大利药物学家、物理学家和自然学家Antonio Vallisneri首次描述了这样一种疾病：在肥胖合并不孕的年轻女性中，其双侧卵巢呈现体积明显增大、表面不平、色白且发亮的改变。1844年，Achille Chereau描述：患者卵巢增大，小囊泡增多。此后关于疾病的描述性记录逐步详细，主要关注卵巢形态的变化。

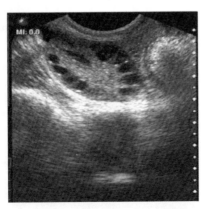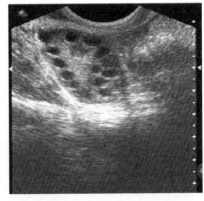

超声下可见卵巢多囊样改变

到了1921年，Achard和Thiers首次将一例多毛症的糖尿病女性的高雄激素血症和胰岛素联系到了一起。这一时期，人们主要关注对疾病临床症状和卵巢形态的描述。直到1935年，Stein和Leventhal首次把"卵巢增大、高雄激素血症（多毛症）及月经稀发"有机地结合起来，将同时存在闭经、多毛、肥胖及不孕四大症状的疾病称为"Stein-Leventhal综合征"（S-L综合征），并且指出患者的各种病理改变与激素变化有关，腺垂体功能异常参与其中。1962年Goldzicher和Green总结文献后发现该病存在非典型表现，如部分患者不出现多毛或具有排卵功能，提出改名为"多囊卵巢综合征"。此后，随着放射免疫激素测定法和盆腔超声等技术的进步，极大地深入和丰富了人们对于多囊卵巢综合征病理生理的认识，PCOS由描述性时代逐渐进入妇科内分泌时代。学者们相继提出，患者的卵巢对卵泡刺激素（follicle stimulating hormone，FSH）敏感性增加，尿中黄体生成素（luteinizing hormone，LH）浓度增加等。特别是放射免疫分析法的开发，使得多肽类激素的测定更加准确和便捷。雄激素测定方法建立后，高雄激素血症成为诊断标准之一。人们认识到PCOS是一种影响育龄妇女的妇科内分泌疾病。生化指标检测存在误差且激素为节律性、脉冲式释放，因此，人们需要更为准确的描述卵巢形态的方法，而盆腔超声的应用满足了这一需要，这种非侵袭性且可反复操作的技术很快得到了广泛应用。到了20世纪80年代，多个研究提示PCOS患者存在高胰岛素血症和胰岛素抵抗，且胰岛素可促进雄激素合成，此外PCOS患者血脂增加，心血管疾病风险增加，专家们逐渐认识到PCOS是一种内分泌代谢性疾病，是青春期和育龄妇女最常见的内分泌疾病，是贯穿女性一生，且严重影响女性身心健康的疾病。

② 育龄妇女的常见病

PCOS的高发年龄在20～35岁，在育龄妇女中，PCOS的患病率为5%～10%，各地不同研究报道不一。患病率的多少与调查人群的年龄、种族、地区及所采用的诊断标准有密切的关系。

我国育龄妇女的调查多采用2003年鹿特丹标准，结果显示，2005年山东省济南和烟台地区育龄妇女的患病率分别为6.46%和7.2%。2008年，天津地区调查显示，育龄妇女PCOS患病率为7.05%，辽宁地区为8.25%，深圳为7.92%。2014年，新疆维吾尔族和汉族育龄妇女PCOS患病率分别为5.08%和5.12%。2016年，韶关地区PCOS患病率为5.3%。2010年，广东省按照鹿特丹标准诊断PCOS患病率为11.5%。2013年，对我国十省市共16 886名社区育龄妇女的调查显示，PCOS患病率为5.6%。同年，上海交通大学医学院附属仁济医院采用鹿特丹标准对全院育龄护士进行调查，结果显示PCOS患病率高达11.1%。

由于PCOS患者的临床表型有很大的异质性，鹿特丹标准提出按照患者不同表型进行亚型诊断，共分4型。A型：高雄激素血症（H$^+$），排卵障碍（O$^+$），卵巢多囊样改变（P）；B型：高雄激素血症（H$^+$），排卵障碍（O）；C型：高雄激素血症（H$^+$），卵巢多囊样改变（P）；D型：排卵障碍（O$^+$），卵巢多囊样改变（P）。十省市调查研究显示29%为H$^+$O$^+$P（A型），19%为H$^+$O（B型），37%为H$^+$P（C型），15%为O$^+$P（D型）。

青春期PCOS患病率相关的研究较少，根据鹿特丹标准其为8.3%～9.13%。对绝经过渡期女性的PCOS患病率目前尚无明确数据。因此，面对青春期、育龄期如此高的患病率，我们需提高警惕，尤其是在出现各种生殖和代谢异常表现时，一定要尽早去医院检查。

③ 看似简单，其实复杂

多囊卵巢综合征，单从名字上看，会被认为仅仅是一种卵巢异常的妇科疾病，在临床上PCOS患者确实常常因月经异常就诊，主要表现为月经稀发、过频、不规律、停经甚至闭经，同时会因为排卵稀少、无排卵导致育龄妇女不孕不育。但是，如果仅仅将它认为是妇科生殖问题，那就太小看它了，它并没有这么简单。

88.89%的PCOS患者超声显示卵巢呈多囊样改变，PCOS也因此而得名，其中90.28%为双侧卵巢多囊，9.72%为单侧卵巢多囊。卵巢多囊在B超下表现为同一切面上直径2～9 mm的卵泡数≥12个和（或）卵巢体积≥10 mL［卵巢体积（cm^3）=0.5×长径×横径×前后径］。除了月经、排卵异常和卵巢多囊，PCOS标志性的特征是高雄激素血症及其导致的临床表现，患者可以出现毛发增多，主要指女性出现男性化体毛分布，比如长胡子、胸毛、下腹正中的毛发；50%以上的PCOS患者会出现反复发作的痤疮，主要累及面部、颈部、前胸及上背部；另外，患者会出现皮肤油腻，毛孔粗大，头顶、颞部脱发等。

越来越多的研究发现，PCOS的本质是一组病因不明、表现多样的代谢异常综合征。PCOS患者中肥胖比例达35%～50%。腹型肥胖（向心性肥胖）是部分PCOS患者的重要特征，PCOS患者中80%可发生腹型肥胖，即使是BMI正常的PCOS患者，仍有50%可发生腹型肥胖。

45%的PCOS患者合并糖代谢异常，其中10%是糖尿病。胰岛素抵抗是PCOS发病的重要病理核心，也是患者发生糖代谢异常的主要原因，50%～70%的PCOS患者存在胰岛素抵抗。肥胖型PCOS患者胰岛素抵抗的发生率高达75%，非肥胖型约为30%。颈部和腋下黑棘皮病是胰岛素抵抗典型的皮肤表现，多见于肥胖型PCOS患者，随着胰岛素抵抗的改善，黑棘皮病可明显缓解。因此，推荐PCOS患者初次评估时进行口服葡萄糖耐量试验（OGTT）及同步胰岛素激发试验，评估糖代谢状况及是否存在胰岛素抵抗。

70%的PCOS患者合并脂代谢异常，主要表现是甘油三酯、低密度脂蛋白升高，高密度脂蛋白降低，尤其是肥胖合并高雄激素血症的PCOS患者，脂代谢异常更加明显。

PCOS患者的糖脂代谢紊乱、腹型肥胖等高风险因素使得心血管疾病发生率增加。有调查显示，肥胖的PCOS患者冠状动脉狭窄发生率明显高于同年龄的健康女性。19.2%的PCOS患者合并高血压，且合并高血压的PCOS患者比单纯的PCOS患者糖脂代谢紊乱更为严重。

PCOS患者脂肪肝的患病率高达55%。严重脂肪肝会影响肝功能，如不积极改善，部分患者最终甚至会发展为肝硬化，造成不可逆的损害。

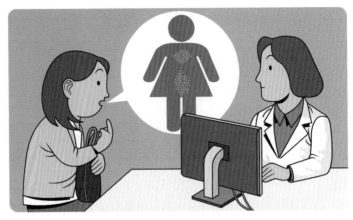

PCOS看似简单，实则复杂

综上所述，PCOS是一个看似简单、实则复杂的生殖-内分泌代谢异常综合征，不仅对女性生殖系统造成伤害，同时也会引起多个内分泌代谢指标的紊乱，最终会增加心脑血管疾病和肿瘤等患病概率，PCOS慢性持续状态会对女性心理健康造成不利影响，因此它也是一种慢性的身心疾病，需要综合管理、长期随访。

三、 多囊卵巢综合征的发病原因

① 这个病会遗传吗？

听说PCOS会遗传，是这样的吗？在回答这个问题前，我们先了解一下什么叫遗传病。简单地讲，遗传病就是因遗传因素而罹患的疾病，所谓的遗传因素是指细胞内遗传物质（通常称之为基因）的结构和（或）功能的改变。研究表明，PCOS是一种有遗传倾向的疾病。它有种族倾向性（某些人种容易患病，某些人种不容易患病）、家族聚集性（家族发病率高于人群发病率）和孪生相似性（如双胞胎中一个患病，另一个也会患相似的病，或者说患病的风险比一般人高得多）。现有的研究已经发现了大量与PCOS发病有关的易感基因，但PCOS不是那种典型的单基因病或染色体遗传性疾病，它和高血压、糖尿病、自身免疫性疾病一样，属于多基因病，这类疾病一般有多个基因位点的变化，通常一个基因位点的变化不足以发病，但在多个基因位点的共同作用下，发病风险显著增加。也正是因为这样，我们把每个可能相关的基因称为易感基因，而多个基因的协同作用称为微效基因作用的累加效应。

总体而言，PCOS是有遗传倾向的，PCOS患者的女儿患病的概率比一般孩子要高，但是否发病，还有很多其他因素的参与，如后天的环境因素等。

② 后天因素的重要作用

多基因病的发病往往是遗传因素和后天因素共同作用的结果，作为内因的遗传因素需要通过后天因素这个外因而起作用。这恰恰提示我们，即便体内存在容易患多囊卵巢综合征的遗传物质的变化，通过后天积极控制诱发因素就可能控制基因改变的微效作用，阻止疾病的发生或者延缓疾病的发展。因此，我们有必要了解一下哪些是与多囊卵巢综合征发病有关的后天因素。

　　总体来说，诱发疾病的后天因素主要包括不良的生活方式、情绪的激烈变化、环境的污染和环境中内分泌干扰物等。饮食结构和运动对代谢和生殖的影响越来越被医学界所认识。快餐文化、洋食品的进入使东方饮食习惯逐渐趋同于西方饮食习惯，使得民众（特别是年轻群体）出现能量摄入过剩；加之现代化的生活方式，包括家务自动化程度越来越高，私家车普及率快速上升，体力劳动为主的工种逐渐被半自动化、全自动化的机器所取代，很多年轻人因工作或娱乐每天在电脑、电视、手机前花费大量时间，鲜有时间去运动，最终使肥胖的发生如"井喷"一样难以遏制，这也为PCOS的发生和发展提供了适宜的土壤，给疾病的管理带来了更多的挑战。现在认为精神因素和不良的作息习惯也是多囊卵巢综合征发病的诱发因素，过度焦虑、压抑、紧张，甚至抑郁的情绪，黑白颠倒的作息习惯都对下丘脑-垂体-卵巢轴及摄食中枢的工作状态产生不良影响，增加有害神经递质及减少有利神经递质的释放，从而导致疾病发生。此外，随着现代工业的发展，越来越多的化学污染物被释放到我们的生活当中，其中一部分就有生殖毒性，如双酚A（BPA）、邻苯二甲酸酯类（PAE）、辛基酚（OP）等，这些材料被广泛应用于涂料、电子设备、洗涤剂、矿泉水瓶、食品包装、涂料、牙齿填充物和包封剂等制品中。双酚A是典型的环境内分泌干扰物（EED）之一，也是环境雌激素的一种，是世界上使用最广泛的工业化合物之一，全球年产量超过6万亿磅，并且每年仍以6%～10%的速度增长。目前研究显示，双酚A具有弱雌激素和抗雄激素等活性，干扰雄激素和雌激素的平衡，对卵巢激素、卵泡发育及卵巢形态均有干扰作用。相关流行病学和基础实验研究结果表明，双酚A

暴露可能参与 PCOS 的发生、发展。PAE 是一类工业化合物，作为增塑剂被广泛应用，动物实验显示其存在抗雄激素作用。辛基酚具有抑制芳香化酶、激动雌激素受体、拮抗雄激素受体的作用。

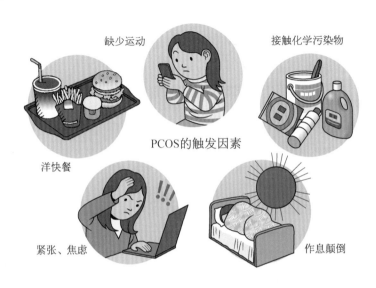

缺少运动　　　接触化学污染物

PCOS的触发因素

洋快餐

紧张、焦虑　　　作息颠倒

③ "火眼金睛" 识别易患人群

老百姓常说一句话：有病看病，没病防病。与普通人群相比，更容易患某种疾病的人群被称为这种疾病的高危（易患）人群，对于这些人，早预防、早发现、早诊断和早治疗可以起到减少疾病发生及延缓疾病发展的作用。那么哪些人群是 PCOS 的高危（易患）人群呢？

遗传因素　＋　环境等触发因素　＝　PCOS

如前所述，PCOS 的发生是遗传因素和后天因素共同决定的。遗传因素就是家族中携带容易导致疾病的易感基因，但实际上可能70%的患者（包括患者的妈妈和外婆）并未被诊断，所以家族史往往被掩盖；

后天因素则是指后天成长的过程中促进疾病发生的因素，比如不良的生活方式或者肥胖等。现在已经发现，携带易感基因并不是发病的决定因素，前者需要在某些特定的诱发因素下才会引起疾病的发生，这些因素可以出现在女性一生中的各个时期。为了让大家更加直观地了解，我们将不同年龄阶段PCOS的高危（易患）人群用图表的方式总结如下。

这些都是高危（易患）人群

TO：所有女性

- 长期不良生活方式（作息不规律，熬夜，长期静坐、缺乏运动，喜食高脂、高能量、低纤维素食物，饮食过多等）。
- 家族中有PCOS、男性秃顶、糖尿病、高血压、肥胖的患者。
- 长期有焦虑、抑郁、悲伤、压抑等负面情绪，有睡眠障碍。
- 长期服用精神类药物（丙戊酸）等。

胚胎及婴儿期	• 妊娠母亲有高雄激素血症，胎儿暴露于子宫内高雄激素环境。 • 胎儿宫内发育迟缓和低出生体重儿，出生后又有快速生长过程（即追赶性生长，又叫补偿性生长，用来描述因病理因素导致生长迟缓的儿童在去除这些因素后出现的生长加速现象）。
幼儿期	• 性早熟：8岁前出现乳房发育或10岁前月经来潮。 • 肾上腺功能早现：8岁前出现阴毛和硫酸脱氢表雄酮升高。 • 体重：超同龄、同性别、同身高健康儿童2个标准差。
青春期	• 青春期延续或扩大（青春期亢进）的女孩，有以下表现： 　√ 月经稀发：月经周期大于35天。 　√ 原发闭经：超过14岁第二性征未发育；超过16岁第二性征发育但未来月经。 　　◇ 女性第二性征：除生殖器官外，女性所特有的征象。 　　◇ 女性第二性征发育的表现：女孩的音调变高，乳房丰满而隆起，出现腋毛及阴毛，骨盆横径的发育大于前后径的发育，胸、肩部的皮下脂肪更多，显现了女性特有的体态。

青春期	√ 继发闭经：月经超过6个月未来。 √ 面颊、下颌及胸背部痤疮反复发作，多且难愈。 √ 多毛症：上唇、下颌、胸背部、腹部、大腿、大臂处出现类似男性毛发分布的特征。 √ 持续无排卵（月经来潮后2年无法规律排卵）。 √ 超重、肥胖女孩。 √ 超重或肥胖、黑棘皮病（颈后、腋下等皮肤皱褶处色素沉着）。 （上述表现是否异常的详细评估方法见后续章节）
育龄期	• 月经稀发或闭经（同青春期定义）。 • 不孕：未避孕，同房2年以上未怀孕。 • 痤疮反复发作（同青春期定义）。 • 多毛症（同青春期定义）。 • 持续无排卵（同青春期定义）。 • 胰岛素抵抗、高胰岛素血症、黑棘皮病。 • 超重、肥胖女性。 • 早发糖尿病（<30岁发病）。 （上述表现是否异常的详细评估方法见后续章节）

四、关于治疗的几个重要问题

❶ 治疗与否可以跟着感觉走吗?

"这个毛病不痛不痒的,别人也看不出来,不就是月经来得时早时晚不规律,都是我平时压力大才导致的,还要专门跑医院治疗?"对于妙龄少女或者工作紧张的上班族,相信有不少人心里有过这种想法。在实际的临床工作中,确实有一些患者是本人不重视,被家人拉进诊室的。这种情况在部分PCOS患者,特别是没有生育要求的患者中并不罕见。由于高雄激素血症的表现(如多毛症、痤疮等)较轻微,月经异常(月经周期、月经量异常等)没有带来生活和情绪上的明显不适,所以有些患者自认为只有生育困难的时候才需要接受治疗,往往耽误了治疗的好时机,而到了想生儿育女时,再来医院就诊已经晚矣!所以上述不重视的观念万万要不得,需要改进哦!

如前所述,PCOS是由遗传和后天因素共同导致的常见内分泌代谢疾病,是育龄妇女无排卵性不孕的主要病因。患者既可以出现生殖异常,也可以伴有代谢异常,如糖耐量异常(也就是大家所说的糖尿病前期,其中约有10%已经达到糖尿病的诊断标准)、胰岛素抵抗、肥胖、脂肪肝、高尿酸血症、亚临床甲状腺功能减退等。这些情况都隐藏在身体中,长期处于代谢异常的情况下会加重疾病的进展,并且会引发相应的并发症,如果有生育需求时再重视,已经错过了治疗的最佳阶段,而且需要把血糖调整至正常才能怀孕,这样也大大地延长了备孕的时间。PCOS患者在不同的阶段,治疗的重点和治疗的目标也是不一样的,有近期目标和远期目标,因此,需要医患协作,制订合理有效的治疗方案。

② 一盒避孕药就够了吗?

"大姨妈经常不能按时来访,西医开的避孕药和中医开的中药都来来回回吃了个遍,为啥我的月经还是不能让我安心?还有什么其他办法能帮我吗?"

PCOS患者中很大一部分以月经紊乱为主要临床表现,因此调整月经周期既是患者的主要诉求,也是PCOS治疗的重要目标,可以通过周期性使用孕激素、短效避孕药、雌孕激素序贯治疗等调节青春期、育龄期无生育要求患者的月经周期,中医药治疗也可以。

但是,这些手段并不够。月经紊乱是PCOS的临床表现之一,引起月经紊乱的原因不仅有激素的影响,也有胰岛素抵抗。因此,如果肥胖、胰岛素抵抗不纠正,月经不会自然来,焦虑、抑郁等心理情绪因素不解决,月经也不会自然来,所以在治疗中,要注意去除焦虑、抑郁等不良情绪的影响。除了使用上述药物治疗以外,医生和患者共同建立良好的生活方式也很重要,包括饮食、运动、行为及心理的干预。需要注意的是,在接受药物治疗的同时,也需要注意纠正不良的生活习惯,坚持合理的饮食结构,控制能量的摄入,坚持适度的体育锻炼,这些对于PCOS患者建立规律的月经周期、恢复排卵等都有好处。

③ 注定只能做"试管婴儿"吗?

"想生孩子怎么这么困难呀?患PCOS后,想要个宝宝就得经历反复打排卵针、取卵这些过程吗?"想做妈妈的朋友心里一定担心极了。特别是多年备孕失败后,看到网络上铺天盖地的试管婴儿的宣传,听着别人反复打针、吃药、取卵的痛苦,感同身受,就像自己将来也要经受这重重的身体和金钱的考验一般。随着医学的进步,体外受精技术日益成熟,二代、三代试管婴儿技术发展迅速,给不孕症患者带来了很多希望。但是PCOS患者请注意了，试管婴儿不是PCOS患者的必经之路！

不少PCOS患者合并肥胖、胰岛素抵抗、糖代谢异常、脂代谢异常等问题。研究表明，部分患者通过减重、调整饮食结构、合理锻炼等生活方式干预后可以恢复排卵，甚至能够自然受孕。对于合并代谢异常的PCOS患者，在内分泌专科医生的指导下积极纠正其代谢异常，如改善腹型肥胖、纠正糖脂代谢紊乱、降低血压等，对提高自然受孕率、降低不良妊娠结局均有好处。因此，想要孩子的患者们，不必一味给自己背上做试管婴儿的包袱，试管婴儿是一种选择，但不是必然的选择。

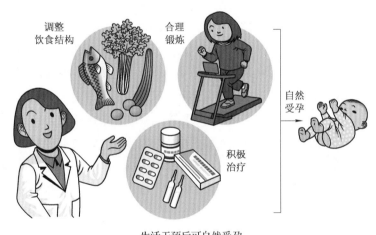

生活干预后可自然受孕

④ 摘掉疾病的"帽子"可能吗？

"我这么积极地配合医生治疗，一定可以治愈这个疾病！"有这种想法的女性同胞们，可能要换一种思路，现在积极地配合医生治疗，是为了让这种疾病成为自己的朋友，你和它和平共处，相安无事，而不是让其成为敌人。

PCOS目前无法治愈，也尚无统一的治疗方案。自从1935年Stein和Leventhal首次报道该病以来，人们对PCOS的认识不足百年，医学界陆续开展了许多相关的基础和临床研究，从不同的角度一步步揭示PCOS的病理、生理、临床表现和分子机制，探寻合理的治疗方案，使得我们对疾病的认识有了很大的提高。然而，迄今为止，PCOS仍是一个具体发病机制未明的疾病，谈论治愈PCOS为时尚早。

随着科学技术的进步和发展，人们在疾病的临床特点、治疗、近期及远期疾病风险等方面有了越来越多的认识。对于PCOS，人们会更全面、更清晰、更深入地了解和掌握，也许真的有攻克的那一天。

但是，在目前阶段，还是必须强调医患合作、耐下心来与疾病和平共处，既然已经确诊为PCOS，更好的选择是积极配合医生的治疗，使PCOS带给健康的不良影响降到最低。

仁济专家谈
多囊卵巢综合征

多囊卵巢综合征
的危与害

五、 对女性月经的影响

① 月经本该有的样子

女性到了一定年龄后，每月出现一次有规律的子宫内膜剥落、阴道出血现象，称之为月经。女性第一次月经来潮叫做月经初潮，简称"初潮"。初潮一般在13～15岁，体壮营养良好者可早至11～12岁，体弱营养不良者可迟至17～18岁。初潮以后，女性的下丘脑-垂体-卵巢轴功能呈现逐渐成熟的变化过程，这个过程可能需要几年，因此，有些女性会出现无排卵的月经及月经不规律。但是这种情况如果持续存在2年以上，需要考虑是否为非生理性的异常。

当女性进入青春期后，卵巢逐渐成熟，并开始分泌雌激素和孕激素，子宫内膜随之发生变化而产生月经。月经的形成过程大致如下：排卵前，卵巢以分泌雌激素（下图黄线所示）为主，雌激素支持着子宫内膜的生长；排卵后，黄体形成并开始大量分泌孕激素（下图紫线所示），持续12～14天，在孕激素的作用下，月经后半期基础体温会小幅升高（下图红线所示），同时子宫内膜完成从增殖期向分泌期的转换，内膜继续增厚并变得松散，为受精卵着床和发育做准备。如果没有受孕，雌激素和孕激素降低，子宫内膜脱落，月经就会如期而至，继而进入下一个月经周期，周而复始。

卵巢激素的周期性改变还受上一级中枢——垂体所分泌的FSH（卵泡刺激素，下图绿线所示）和LH（黄体生成素，下图蓝线所示）的调控，垂体也有上级——下丘脑，下丘脑产生并脉冲式释放促性腺激素释放激素（GnRH），后者作用于垂体，影响LH、FSH的分泌，决定着卵泡发育及排卵。

　　子宫内膜是月经来潮的基础，它分为基底层和功能层。月经早期，功能层（下图中最下方部分）在卵巢雌激素的影响下开始生长，至月经中期达到一定厚度，如果这时有受精卵形成，则子宫内膜在黄体期卵巢分泌的孕激素作用下为受精卵的种植和发育做准备；如果没有受精卵在子宫内膜种植，那么准备好的子宫内膜功能层就开始脱落，形成月经。一般而言，子宫内膜从卵泡期到排卵期是逐渐增厚的，增殖期（月经周期第5～14天）内膜厚度3～5 mm；分泌期（月经周期的

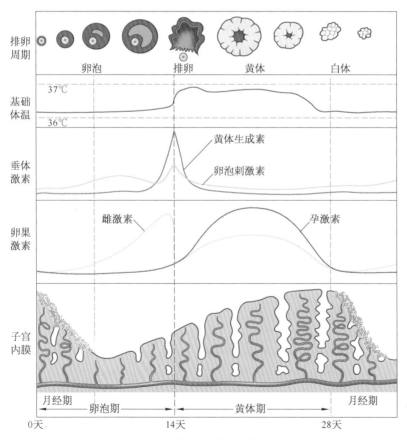

女性月经周期中子宫内膜、滤泡及垂体和卵巢激素水平的周期性变化

第15～28天）内膜呈海绵状，最厚可达10 mm；月经期（月经周期第1～4天）内膜海绵状功能层从基底层崩解脱落，血管痉挛性收缩，导致出血。各种原因（如人流、刮宫、内膜息肉等）造成的子宫内膜病变都将直接导致月经异常。

总体而言，下丘脑-垂体-卵巢轴和子宫内膜的状态正常，环环相扣，良好运作，是月经规律而有效的重要保证。

❷ "多囊"的月经能"乱"成啥样？

PCOS患者的月经异常表现可以说是多种多样，多表现为月经周期异常，也可表现为月经量异常。有些女孩往往就因为初潮后月经一直不规律或者间断不规律，甚至出现闭经而到医院就诊。接下来，就让我们来谈谈如何判定月经出现了异常及"多囊"月经的表现。

（1）用天数来判断：我们把月经来潮第一天至下次月经来潮前一天算作一个月经周期。一般为28～30天。如果月经早来或是晚来，但前后不超过7天，即月经周期在21～35天的范围内都算正常。月经周期大于35天，称为月经稀发；月经周期小于21天，称为月经频发；如果患者月经来潮后出现停经6个月及以上，或按自身月经周期计算月经停止3个周期以上，称为闭经。

每次月经停留的天数称为经期，经期3～7天算正常。如果月经超过7天，甚至淋漓不尽，称为经期延长。如果月经刚来就走，小于3天，称为经期过短。

（2）用量和颜色来判断：每次月经的量大体上为5～80 mL，用卫生巾来进行大概估计，正常月经量是平均一天换4～5次，每个周期不超过20片，如果多于20片，且几乎每一块都是湿透的，为经量过多。如果少于10片为月经量过少。一般来说，只要不是少到没有，或是多到贫血，都算正常。

月经颜色的红是一个色系，其在整个月经期是有变化的，一般是

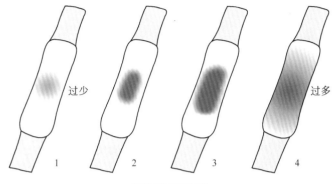

月经量的粗略评估

由浅变深。刚开始来月经，内膜脱落慢，月经量少，多以淡红色或者咖啡色为主；1～2天后经量多，以鲜红色或暗红色为主，持续2～3天不等；最后收尾，经量少，呈咖啡色或褐色。如果月经颜色在整个月经期一直都是一个颜色，则属不正常，需要及时检查。

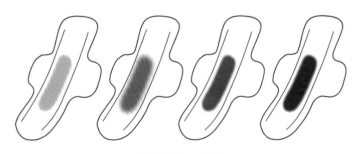

月经颜色的动态变化

月经周期、经期时长及月经量的评估总结见下表。

月经及月经周期的临床评价

项 目	术 语	范 围
周期频率	月经频发	<21天
	月经稀发	>35天

（续表）

项 目	术 语	范 围
周期规律性 （近1年的周期之间变化）	规律月经	<7天
	不规律月经	≥7天
	闭经	≥6个月不来月经
经期时长	经期延长	>7天
	经期过短	<3天
经期出血量	月经过多	>80 mL
	月经过少	<5 mL

（3）"多囊"的月经如何？ PCOS患者的月经异常可以表现为月经稀发或闭经，占月经稀发女性的90%、闭经女性的30%，也可以表现为月经频发或者淋漓不尽。当然，有5% ～ 10%的患者可以出现月经周期看似规律但排卵并不规律的情况。

PCOS患者的月经异常还表现在月经量的异常。正常的月经量为30 ～ 50 mL。PCOS患者不规律月经的出血量一般不多，也有的患者可以大量出血，导致贫血、头晕或乏力等不适。持续大量出血也提示子宫内膜的病变，如增生，甚至子宫内膜癌。

❸ 月经紊乱的"幕后推手"有哪些？

无论月经的周期、经期时长、经量、颜色和性状中哪个出了问题，都称为月经紊乱。

PCOS是青春期、育龄妇女无排卵型功能失调性子宫出血（简称功血）最常见的原因，其月经异常的主要原因是卵泡发育障碍，不能形成优势卵泡，影响了规律的排卵，也就没有后续的黄体生成和高水平的孕酮，造成子宫内膜不能规律地生长、转换、脱落，月经也就不规律了。当然，中枢控制卵泡发育和排卵的激素分泌异常，在月经异常的发生中也扮演了重要角色。

雄激素过多也是月经异常的重要原因。体内一定量的雄激素是正常女性阴毛、腋毛、肌肉及全身发育所必需的，雄激素大部分来源于卵巢，还有25%来源于肾上腺皮质，如果肾上腺皮质产生肿瘤，导致雄激素分泌过高，则可抑制促性腺激素释放激素（GnRH）的形成，并对抗雌激素的作用，从而影响月经。

甲状腺激素也可通过调节性激素代谢，直接或间接作用于卵巢和中枢系统，维持正常排卵和月经产生。甲状腺疾病发生在女性身上居多，常见的是甲状腺功能亢进（甲亢）和甲状腺功能减退（甲减）。甲亢时，月经次数减少，月经量减少，两次月经间隔时间变长。甲减时，经量增多，出血时间长。

高胰岛素血症可以抑制肝脏中性激素结合球蛋白的合成，导致卵泡成熟和排卵功能发生障碍，引起月经紊乱，直至闭经。除了紧张和压力以外，重大的情感打击、长期的精神压抑、生气、生活环境、作息时间及气候变化都会影响月经周期。

现代社会以瘦为美，很多女孩通过节食或使用减肥药使体重快速下降，甚至一些本不胖的女孩，也一味地一减再减，结果月经量减少，甚至停经或闭经。快速减重导致月经紊乱的原因大致有四方面。第一方面是下丘脑功能紊乱，快速减重、营养摄入不足会给下丘脑以错误的信息——能量不足，生命受到威胁，作为指挥部，它就会降低甚至关闭性腺轴功能以保证重要器官（心脏、大脑等）的运作，导致月经紊乱甚至闭经；第二方面是由于脂肪不足，身体脂肪组织含量不足，膳食摄入脂肪过少，脂肪组织能合成女性身体所需的雌激素，对月经的形成至关重要；第三方面的原因是营养性贫血，长期节食、过度减肥的女性常会出现皮肤苍白、头晕、气短、烦躁易怒、注意力下降，并伴随月经失调，这是体内缺铁以致贫血的表现；第四方面滥用减肥药，减肥药会通过体内调节激素，导致月经推迟或提前。所以通过合理运动和健康饮食来调节减肥，控制体重减轻的速度与幅度对维持正常月经至关重要。

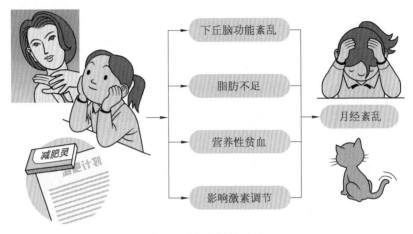

快速减重会导致月经紊乱

除了PCOS外，子宫息肉、子宫良性和恶性肿瘤、子宫内膜增生等也会导致月经紊乱，可以通过超声或相关检查进行鉴别诊断。

④ 什么影响了卵子宝宝的茁壮成长？

育龄妇女有两个卵巢，卵巢分泌的雌激素提供卵子发育所需的营养。每个月都会有一个优秀的卵子（优势卵泡）经过激烈竞争从某一侧卵巢中脱颖而出，女性排卵的时间一般在月经周期的第14～15天。

排卵异常是PCOS患者的特征之一。在排卵期未见优势卵泡、卵泡发育缓慢等都是常见的表现。目前影响卵泡发育的机制尚不明确，可能与PCOS患者高雄激素血症、胰岛素抵抗等相关。

（1）高雄激素血症：卵泡发育的早期，在雄激素刺激下，大量的窦卵泡动员起来，进入分化发育，当卵泡发育到一定阶段（6～9 mm）时，在另一种叫抗苗勒激素（AMH）的作用下，卵泡发育停滞，大量的卵泡发育停留在这一阶段，没有优势卵泡形成和排出，没有黄体形成及子宫内膜的转化和脱落，故而也就没有规律的月经，同时在外观或B超下卵巢呈现出多囊的样子。

（2）胰岛素抵抗：这也是引起排卵异常的重要原因之一。由于PCOS患者体内过多的胰岛素分泌可以直接刺激卵巢激素的合成，增加卵泡膜细胞（卵巢内分泌雄激素的主要细胞）对黄体生成素（脑垂体分泌的一种激素，调节卵巢激素的分泌）的反应，分泌过量雄激素；还可以抑制肝脏性激素结合球蛋白的合成，导致雄激素无法和性激素结合球蛋白结合，真正起作用的雄激素（游离雄激素）水平升高，间接增强了雄激素的作用；还可以抑制肝合成胰岛素样生长因子结合蛋白1（与胰岛素样生长因子相结合，前者有类似胰岛素的作用），间接增强胰岛素样生长因子的作用，增加卵巢合成和分泌雄激素的能力；最后可以影响中枢促性腺激素的分泌，使卵巢分泌雄激素增加。这些作用都会增加雄激素的水平，影响卵泡的发育。卵泡发育受阻后，不能规律排卵，导致月经异常。

❺ 不来月经挺省事，但会有危害吗？

月经是子宫内膜规律性生长和脱落的外在表现，与周期性排卵密切相关。如果月经长期不来，子宫内膜在缺乏孕激素的拮抗下长期受雌激素的作用，就会增生过度或者增生异常，甚至发展成子宫内膜不典型增生，增加患子宫内膜癌的风险；如果月经来的太频繁或者长期淋漓不尽，则可能因为失血过多造成患者出现一过性体位性低血压、缺铁性贫血、头晕、乏力等，进而影响心脏、脑等重要器官的功能。除了子宫内膜增生过度外，PCOS患者还可能因血雄激素水平升高、雌激素水平低、孕激素水平不足导致子宫内膜变薄，随之月经量减少，甚至闭经。如前所述，月经异常反映的是卵泡生长、发育和排出存在异常，这势必影响患者自然受孕的概率，因此，PCOS也成为育龄妇女排卵障碍性不孕的主要原因之一（约占90%）。

月经是女性成熟的标志，长时间不来月经的女性往往会产生自己异于常人的自卑感，月经淋漓不尽同样会给女性造成心理恐慌和生活的不便，这些对女性的心理健康十分不利，长期存在可能会引发精神沮丧，甚至抑郁症等心理问题。另外，国外有研究报道，长期受无孕激素拮抗的雌激素作用、不孕都是乳腺癌的高危因素。

当然，女性月经异常的原因除了PCOS以外还有很多，甚至某些病因还可能和PCOS同时存在。早就诊，进行病因鉴别，早明确，早治疗，可以防止疾病进一步发展加重，因此，无论是否确诊为PCOS，出现月经超过2个月不来或者淋漓不尽等异常情况时，都需要积极就医，甄别原因，合理治疗。

六、 对女性外表的影响

① 高雄激素惹的"祸"

● 长"小胡子"的女孩

多数PCOS患者血中雄激素水平升高，所谓的雄激素主要是指睾酮，过多的睾酮在皮肤局部可以转化为活性更强的双氢睾酮，后者和毛囊上的雄激素受体结合，使毛发变粗、变长、颜色变深，上唇、下颌、腋下、胸腹部正中、乳晕周围、下背部中线区域、会阴部、肛门周围的毛发对雄激素特别敏感，因此，会在相应部位出现类似男性的多毛特征，比如"小胡子"。但是前臂和小腿的毛发受雄激素的影响较小，与PCOS不一定有关。而且由于种族差异，亚洲女性多毛症并不明显，多以上唇、下腹和大腿内侧等部位为主。临床上我们通过多毛Ferriman-Gallwey评分法来综合判断患者是否存在高雄激素状态。

雄激素水平升高对头皮毛发的影响与上述表现截然不同，主要是导致毛囊逐渐缩小、密度减少，头皮油脂分泌旺盛，程度因人而异。患病女性会出现头顶部缓慢脱发，向前可延伸到前头部（但不侵犯发际），向后可延伸到后头部（但不侵犯后枕部），只是头顶部毛发弥漫性稀少、脱落，既不侵犯发际线，也不会出现光头。

PCOS产生过量的雄激素，引发高雄激素血症，使皮脂分泌增加，导致患者头面部油脂过多，毛孔增大，鼻唇沟两侧皮肤稍发红、油腻，头皮鳞屑多、头皮痒，胸背部油脂分泌也增多。患病女性会出现头顶、颞部缓慢脱发，程度因人而异。

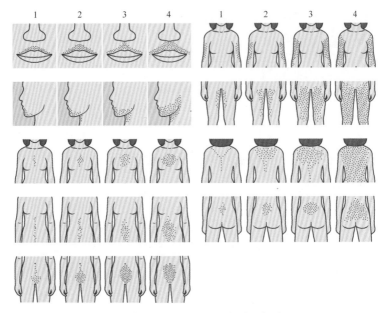

女性多毛Ferriman-Gallwey评分示意图

● 迁延不愈的痤疮

痤疮是青春期常见的一种慢性炎症性皮肤病，它有个戏称——
"美丽青春疙瘩豆"。很多因素都会引发痤疮，如高能量、刺激性的饮
食，高压力的工作环境，熬夜，应激状态，内分泌疾病，遗传和免疫
调节异常等。同样，反复发作的痤疮会使女性出现心理恐慌和焦虑，
长期可能引发精神沮丧，甚至抑郁症等心理问题。

实际上，雄激素在痤疮形成中扮演了重要角色。它可以使皮脂腺
分泌增多，导管角化栓塞，此时再合并厌氧菌感染，就会引发毛囊炎，
形成痤疮，所以说，痤疮也是体内雄激素水平升高，尤其是毛囊局部
活性雄激素（双氢睾酮）水平升高的一个外在体现。现在有研究发现，
PCOS患者往往皮肤局部负责将睾酮转化成双氢睾酮的 5α 还原酶活性
增强，导致患者特别容易发生痤疮，且痤疮会反反复复、迁延不愈，
给女性带来"毁容"般的痛苦。

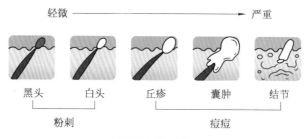

轻微　————————————→　严重

黑头　　白头　　　丘疹　　　囊肿　　结节

粉刺　　　　　　　　　　痘痘

痤疮形成的过程

　　PCOS患者多发痤疮，伴有皮肤粗糙、毛孔粗大，与青春期痤疮不同，具有症状重、持续时间长、顽固难愈、治疗反应差的特点。由于痤疮不像多毛症那样与雄激素的联系紧密，所以，如果女性过了青春期，仍然反复在面部下1/3、鼻部及其周围、前胸和后背部出现数量较多或者较重（出现炎症性丘疹、脓疱和囊肿）的痤疮，或者对传统痤疮治疗药物反应差，均提示体内或皮肤局部可能有高雄激素状态，可以到医院进行排查。而常见的青春期痤疮、不伴典型雄激素相关多毛症、月经规律者，可以先到皮肤科就诊。

　　● **女性or男性，傻傻分不清？**

　　理论上讲，如果雄激素水平升高比较明显（睾酮>5.21 nmol/L，且超过一年），女性除了出现多毛症和痤疮以外，还会出现男性化体征，包括出现喉结、声音变低、肌肉发达呈男性体格、乳房缩小、阴蒂增大等。PCOS患者的雄激素水平往往是轻度到中度升高，因此，在临床中我们很少看到明显男性化的患者，一旦出现女性男性化表现，首先需要排除的是引起更高程度雄激素分泌的疾病，如分泌雄激素的肿瘤、先天性肾上腺增生等，无论国内或国外，这也是诊断PCOS时必须要排除的疾病。

　　另外，大家还需要了解的是，高雄激素的临床表现或高雄激素血症是PCOS患者的重要特征，但是就目前常用的诊断标准而言，它并不是诊断这个疾病的必要条件。同时，雄激素轻度升高时患者并不一定出现明显的多毛症和痤疮，更不可能出现男性化，所以，单纯依靠表象不能轻易排除 PCOS。雄激素升高除了可能影响女性外表，还可以作用于脂肪组织、肌肉组织等，增加腹部脂肪蓄积，降低胰岛素在脂肪、肌肉组织的作用，加重胰岛素外周抵抗，而胰岛素抵抗不仅会带来一系列的代谢问题，还可以进一步增加雄激素的生成，增强其作用，形成恶性循环。

② 多囊卵巢综合征的患者都会变成"胖妹妹"吗？

随着生活水平逐步提高，人们吃得越来越好、越来越精细，年轻女性们也越来越多地被肥胖问题困扰。然而肥胖不仅仅是体型不好，影响穿衣那么简单，肥胖会带来多种代谢性疾病。对于育龄妇女，肥胖与 PCOS 仿佛双生姐妹，相伴相生，互相纠缠且互为因果。

• 体重达标也可能是"胖妹妹"

首先来了解一下如何判断肥胖。

肥胖症是一种常见的内分泌疾病，目前判断肥胖常用校正了身高后的体重，专业术语将其称为体重指数（body mass index），简称 BMI，计算方法是体重（kg）与身高平方（m^2）的比值。以 BMI 为依据对成人体重可以进行如下分类，如果 BMI ≥ 24 kg/m^2 就要当心了，你已经属于超重/肥胖人群了，而对于肥胖型的 PCOS 患者，意味着病情严重

成人体重按 BMI 分类

体 重 分 类	BMI（kg/m^2）
肥胖	≥ 28
超重	24 ～ 28
正常	18.5 ～ 24
过低	< 18.5

程度更高，治疗更困难，远期并发症更加复杂。

　　还有一种分类方法是按脂肪分布的不同，将肥胖分为中心型（向心性）肥胖和周围型肥胖，也就是我们俗称的苹果形身材和梨形身材。中心型肥胖与PCOS、2型糖尿病、非酒精性脂肪肝、高脂血症等代谢性疾病更为相关。判定是否为中心型肥胖主要通过测量腰围，女性腰围80～85 cm为中心型肥胖前期，女性腰围≥85 cm为中心型肥胖，因此，即使体重指数正常，但若腰围超标，我们仍然可以认为她是肥胖患者，有发生代谢性疾病的风险。

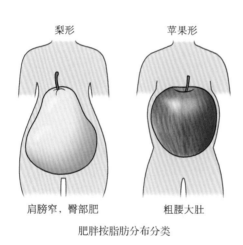

梨形　　　　　　苹果形

肩膀窄，臀部肥　　　粗腰大肚

肥胖按脂肪分布分类

　　综上所述，判断是否肥胖不仅要看体重指数，还要看腰围，甚至后者更为重要，千万不要觉得自己体重指数达标就放松警惕。

● 肥胖和多囊卵巢综合征是一对"好姐妹"

　　有研究者认为将多囊卵巢综合征（PCOS）改名为"代谢生殖异常综合征（MRS）"更为合适，因为这种疾病不仅仅只表现出妇科问题，与其相关的代谢异常也非常常见，并且可能参与疾病的发生，这其中就包括肥胖症。

　　在PCOS专病门诊候诊区我们经常看到很多"胖妹妹"的身影，而大量的临床研究也表明，PCOS患者中有30% ～ 60%合并肥胖，相对应的，肥胖症患者中PCOS的患病率为28.3%，而非肥胖症患者中的PCOS患病率仅为5.5%，所以说，肥胖与PCOS的发生、发展密切相关，其中最主要的原因就在于肥胖可以通过多种机制导致患者发生胰岛素抵抗，而胰岛素抵抗正是PCOS疾病发生、发展过程中最为重要的始动因素。胰岛功能异常在临床上可以表现为易饥饿，食欲亢进，易心慌、手抖，甚至出汗，类似低血糖症状，患者不得不通过进食缓解症状，从而加重肥胖。

体内异常聚积的脂肪细胞不单是储能细胞，还是一种内分泌细胞、炎症细胞。肥胖患者脂肪细胞分泌的多种能量调节激素，如瘦素、脂联素等多呈异常状态，加重了PCOS患者的胰岛素抵抗。肥胖患者体内常存在慢性低度炎症，又被称为"代谢性炎症"，多是由于异常聚积的脂肪细胞过量分泌炎症介质TNF-α、IL-6、IL-18引起的。慢性低度炎症状态同样加重胰岛素抵抗。

最新的研究还表明，肥胖患者体内还存在一种疾病状态，加重了胰岛素抵抗，这就是越来越被重视的肠道菌群紊乱。肠道是体内细菌定植的主要场所，肠道菌群在能量代谢尤其是脂肪代谢过程中起着重要的调节作用。肠道微环境的改变可导致肥胖型PCOS患者慢性炎症反应和氧化应激反应增加，加重胰岛素抵抗。

PCOS发病机制中另一大因素高雄激素血症反过来又会加重PCOS患者的中心型肥胖。过多的雄激素会抑制肝脏内的一种蛋白质合成，这种蛋白质叫做性激素结合球蛋白（sex hormone-binding globulin，SHBG）。SHBG可以被理解为血液内性激素的缓冲场所，SHBG下降导致PCOS患者体内游离的雄激素和雌激素增多，可促进脂肪细胞增长。其中雄激素还有抑制脂肪分解的作用，最终导致脂肪积聚而肥胖。

肥胖型PCOS患者高雄激素血症会更加严重，在治疗方面，对促排卵药物敏感性更低，生育率更低；在妊娠期会更容易发生妊娠高血压、妊娠糖尿病、胎停、早产和流产等；在远期并发症方面，肥胖型PCOS

患者更容易发生2型糖尿病，更容易罹患高血压、血脂异常、脂肪肝、高尿酸血症、睡眠呼吸暂停综合征、心脑血管疾病、癌症和心理障碍等。

用一句话总结，肥胖有百害而无一利，贻害万千！由此可见，PCOS和肥胖两者之间真是通过千条万绪的因素互相促进，互相纠缠，可谓"一患肥胖深似海，各种疾病找上身"。

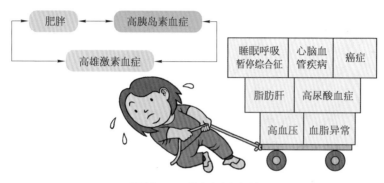

肥胖与PCOS的发生密切相关

● 洗不干净的脖子与肥胖有关？

很多"胖妹妹"会有一个烦恼，脖子、腋下、大腿根部、乳腺下方等皮肤皱褶处颜色越来越黑，怎么洗也洗不干净，而且局部皮肤摸上去还稍稍有增厚，感觉很粗糙，甚至还有疣状突起，这就是医学上所说的"黑棘皮病"。黑棘皮病是一种与高胰岛素相关的皮肤过度角化的疾病，而胰岛素抵抗（作用不敏感）所继发的高胰岛素血症是肥胖和PCOS患者主要的病理生理改变，所以PCOS患者，尤其是合并肥胖的患者，这种表现很常见，发病率约在50%。

七、 卵巢多囊到底长什么样

PCOS患者的卵巢会出现很多小卵泡，被称为卵巢多囊（PCO），虽然前者因后者而得名，但是这两者并不能等同为一回事，也就是说当检查发现有卵巢多囊时，不要以为自己一定是患了慢性疾病——PCOS，因为后者还有很多我们前述提到的其他表现，它是一系列异常表现的总称，而卵巢多囊仅是其中一个。

卵巢为什么会有很多小囊泡呢？其实这是患者众多内分泌异常的外在表现。比如升高的雄激素会刺激大量的窦卵泡（发育前的"卵泡宝宝"）被募集选择，在卵泡发育至优势卵泡前促进卵泡的生长发育，但在卵泡生长到6～9 mm时，在另一种叫抗苗勒激素的作用下，卵泡发育停滞在这一阶段不再生长，形成囊样改变。

下面就来看看PCOS时卵巢的外观或在B超下都发生了怎样的变化吧！

① 显微镜下的卵巢多囊

PCOS的命名最初就是因为卵巢发生了明显的特征性变化，那么首先从它的外形了解一下到底发生了什么样的变化吧。从1844年Chereau第一次描述到现在，相关研究逐渐揭示，PCOS患者的卵巢会增大，横截面可能是正常卵巢的2倍，同时卵巢的包膜会增厚，出现纤维化，因此，外观看上去呈现"又大、又白、表面光滑且有多个囊性突起"的样子。如果取少量卵巢组织放在显微镜下观察，会发现其中生长卵泡和闭锁卵泡都明显增加，卵泡发育多停留在4～7 mm，卵泡周围起支持和营养作用的基质和血管增多，黄体或白体少见。卵巢局部可能还存在T淋巴细胞参与的炎症浸润。

② 超声看卵巢，方便又准确

自从有了超声检查，人们对PCOS患者卵巢的观察更加方便，也能更为精确地对卵巢的改变进行描述和定义。随着超声技术的不断发展，三维超声、彩色血流成像技术及腔内超声的广泛应用使卵巢和卵泡的监测变得更为清晰，大大提高了多囊卵巢的超声诊断率。

在月经的早卵泡期，通过腔内超声，可以清晰地看到患者卵巢双侧呈均匀性增大，边界稍有凹凸。由于卵巢类似于椭圆体，所以可以用椭圆体的体积公式来计算卵巢体积，即约为$0.5 \times$最大的纵径 $\times$ 前后径 $\times$ 横径。2003年在荷兰鹿特丹会议上，首次给出了PCOS诊断标准中关于卵巢多囊（PCO）的诊断界限，即卵巢体积≥ 10 mL或任一侧卵巢内$2 \sim 9$ mm的卵泡≥ 12个。如前所述，通过超声计数卵巢内的小窦卵泡数是诊断PCO的重要指标之一，但是随着超声分辨率的不断增加，个数≥ 12作为诊断分界线受到越来越多的质疑，因为这样做会把相当部分的正常女性划入，所以，2015年美国临床内分泌医师协会与AE-PCOS协会联合发布的指南，建议使用8 MHz自动计数卵泡的超声设

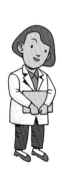
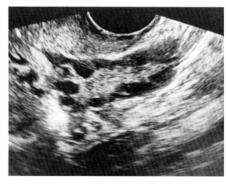

卵巢多囊的超声表现

备，单侧卵巢超过25个小窦卵泡才可诊断PCO。

在超声中还可以清楚看到卵巢的间质体积是增加的，这可能是卵巢增大的主要原因。同时，间质内的血管增生，血流也增加，这可能与黄体生成素升高有关。

磁共振（MRI）检查在测定卵巢大小和卵泡数量的准确性上可能更有优势，但不作为常规检查手段，仅在合并肥胖、拒绝腔内超声（经阴道或直肠）的患者，如青春期女性，可以作为诊断的辅助手段。MRI可见双侧卵巢明显增大，其内为多数圆形T1W1低信号、T2W1高信号的卵泡，其间可见T2W1低信号的纤维组织。不推荐CT检查。

这里需要指出的是，在青春期女孩中有一种无排卵月经失调，超声上也可以表现为双侧卵巢偏大，内见多个小卵泡，直径约5 mm，有时易与PCO混淆，这种多卵泡卵巢有以下几个特点：卵巢虽偏大，但无饱满感；无包膜增厚，表面回声不增强；卵泡数目比PCO少；子宫通常偏小；临床无多毛症、肥胖等表现。有学者认为这是一过渡阶段卵巢，可发展为正常卵巢或成为PCOS。

八、代谢问题不容忽视

① 糖尿病的后备军

• 年轻的糖尿病女孩

患有PCOS的花季少女们也特别容易被糖尿病困扰。这其中一部分原因在于患有PCOS的女性多存在肥胖问题，而肥胖本身又是导致糖尿病发生的高危因素；另一部分原因在于，PCOS患者体内多存在过高的胰岛素水平，这意味着机体组织对胰岛素敏感性已经减低，需要产生更多的胰岛素才能维持相对正常的血糖水平，因此，即便是一身材苗条的PCOS患者，疾病的天然属性可能会让其存在高胰岛素血症，后期发展成为糖尿病的可能性也会大大增加。

糖调节受损（IGR）包括空腹血糖受损（IFG）和糖耐量减低（IGT），PCOS患者主要表现以餐后血糖升高为主。既往有研究显示，在PCOS患者中IGT的发生率高达35%，2型糖尿病的发生率也有约10%。

糖代谢分类	WHO 1999	
	FBG	2hPBG
正常血糖(NGR)	<6.1	<7.8
空腹血糖受损(IFG)*	6.1~7.0	<7.8
糖耐量减低(IGT)*	<6.1	7.8~11.1
糖尿病(DM)	≥7.0	≥11.1

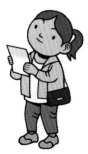

注：血糖值单位为mmol/L。FBG,空腹血糖；2hPBG,餐后2小时血糖
* 均为单纯IFG或单纯IGT

糖代谢分类和标准

- ### 得了糖尿病后会怎样？

谈到糖尿病，称它为"万病之源""疾病之王"都不为过。它的可怕之处在于一旦患有糖尿病，日益升高的血糖会一点点损伤人体的正常组织，伤心、伤肾、伤眼、伤脑、伤足……糖尿病导致的各种并发症便会陆续出现，仿佛疾病里的"化骨绵掌"，于无形中摧毁健康的防线，所以广大PCOS患者一定要引起重视。

确诊糖尿病最标准的检查当然是进行口服葡萄糖耐量试验（OGTT）和胰岛素激发试验，如果PCOS患者初诊时评估下来就已经存在糖代谢异常，经过生活方式管理或者药物治疗后，建议3～6个月进行OGTT复查；即便尚未存在糖代谢异常，也应每年进行1次OGTT检查。做到这些就可以保证早发现、早治疗，在糖尿病还没有明显进展前及早控制住疾病，甚至在疾病早期将其逆转！

② 当心肝脏被脂肪组织入侵

- ### 脂肪肝是"常客"

肝脏内脂肪重量超过肝脏重量的5%～10%就形成了脂肪肝。脂肪肝临床上可分为两种——酒精性肝病和非酒精性脂肪性肝病（NAFLD）。对于大部分女性患者，过量酒精摄入的情况并不常见，我们现在讨论的主要是指非酒精性脂肪性肝病。"非酒精性"的真正含义在于营养过剩、胰岛素抵抗、慢性炎症、各种代谢紊乱所导致的慢性脂肪细胞损伤。胰岛素抵抗被认为是非酒精性脂肪性肝病发病的关键，因此PCOS患者的NAFLD发病率远高于健康人群，PCOS患者常规都需要进行脂肪肝的筛查。

肥胖型PCOS患者NAFLD的患病率确实要高于非肥胖型患者，但并不代表NAFLD就是肥胖者的专利。首先，内脏脂肪的异常堆积是NAFLD临床发生前期的表现，而研究发现非肥胖的PCOS患者虽然

BMI没有达到肥胖标准，腰围也没有提示中心型肥胖，但相当一部分患者通过磁共振检查可以发现已经存在内脏脂肪的异常聚集，这就加重了这部分患者罹患脂肪肝的风险。其次，多项研究也提示，多囊卵巢综合征除了通过胰岛素抵抗导致NAFLD发病，高雄激素血症也会发挥独立于胰岛素抵抗的作用。因此，非肥胖的患者如果体内存在明显的高雄激素状态，同样增加了NAFLD发病风险。所以无论是肥胖型还是非肥胖型PCOS患者，均应进行NAFLD的筛查。

● **脂肪入侵肝脏会影响肝功能吗？**

NAFLD患者绝大部分是没有症状的，或者仅有轻微的非特异性症状，如乏力、右上腹不适感。但是没有症状并不代表不需要治疗，从NAFLD的疾病发展进程来看，如果长期忽视脂肪肝，疾病会逐渐进展成为非酒精性脂肪性肝炎（NASH）、肝硬化，甚至是肝癌！

这并不是危言耸听，而是有充足的理论基础和临床研究证据的。"二次打击"学说是目前被广泛接受的NAFLD发病机制。第一次打击是指胰岛素抵抗等因素导致肝细胞内脂肪酸、甘油三酯堆积，使肝脏

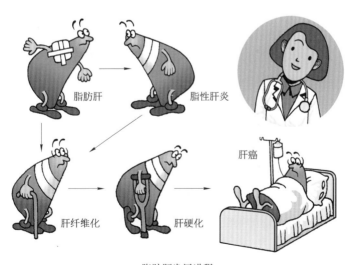

脂肪肝发展进程

处于易形成NAFLD的环境。第二次打击是指被脂肪入侵的肝脏细胞内会发生氧化应激、线粒体功能障碍、免疫应答、炎症等损伤事件，最终共同导致以NAFLD为特点的肝脏损伤。肝脏细胞长期处于恶劣微环境中，会逐渐发展成为非酒精性脂肪性肝炎。向心性肥胖、高血压、胰岛素抵抗、血脂紊乱与非酒精性脂肪性肝炎的发生风险呈正相关，而这些正是PCOS患者同时需要面对的疾病风险。大于20%的非酒精性脂肪性肝炎患者在其一生中可进展为肝硬化，出现肝硬化后在10年内出现失代偿的比例接近45%，这部分患者将会面临严重的生活质量下降和严峻的生存挑战。所以，综合来说，PCOS患者由于NAFLD的发病年龄早，病程时间长，加速NASH进展的各种代谢性疾病常汇集于一身，尤其需要高度重视NAFLD。

和肥胖症一样，饮食和运动是绝大多数NAFLD患者最重要的治疗方法。体重减轻的多少与脂肪肝的改善程度直接相关。在药物治疗方面，迄今尚无有效的针对NAFLD的特异性治疗药物。

③ 高脂血症、高尿酸血症都会争相而来

高血脂、高尿酸同属于代谢紊乱性疾病，在PCOS患者中非常常见，而这两者又是明确的心血管疾病独立的危险因素，因此对两者的监测、治疗和长期管理意义重大。

血脂包含多种成分，主要分为甘油三酯和胆固醇，而胆固醇又有"好""坏"之分。"好"的胆固醇是指高密度脂蛋白胆固醇（HDL-C），可将胆固醇从肝外组织转运到肝脏进行代谢，转化为胆汁排出体外，负责胆固醇的清理。"坏"的胆固醇主要是指低密度脂蛋白胆固醇（LDL-C），是运输胆固醇到肝外组织的主要运载工具。高水平的LDL-C及胆固醇是形成动脉粥样硬化斑块的主要物质，是心血管疾病发生、发展最主要的原因。

与健康人群相比，PCOS患者的血脂紊乱主要表现为甘油三酯、低

密度脂蛋白胆固醇升高，高密度脂蛋白胆固醇降低。肥胖型和非肥胖型PCOS患者均存在血脂异常，说明PCOS是血脂异常的独立危险因素。另外，体重也是PCOS患者血脂异常严重程度的重要影响因素。

高尿酸血症与痛风密不可分，并且是糖尿病、高血压、高脂血症、慢性肾病、心血管疾病、脑卒中的独立危险因素，参与多种慢性疾病的发生和发展过程。

❹ "打呼噜"也是一种病

年轻女孩睡觉也会"打呼噜"，这说起来很难为情，但是这种情况如果真的存在，那就需要警惕一种疾病——睡眠呼吸暂停综合征，这是一种在睡眠时呼吸停止的睡眠障碍，又称为阻塞型睡眠呼吸暂停低通气综合征（OSAS），最常见的原因是呼吸道阻塞，经常表现出大声打鼾、身体抽动或手臂甩动等情况。这种情况可导致身体中氧水平频繁降低，即通常所指的间歇性缺氧。患这种疾病的人常合并高血压、心肌梗死、心肌缺血缺氧、脑卒中等并发症。患者即使睡足了时间还是很累，严重的甚至会出现夜间猝死的危险，因此，睡眠呼吸暂停综合征是一种有潜在致死性的睡眠呼吸疾病。

最新研究表明，PCOS患者易患睡眠呼吸暂停综合征。一方面，可能由于雄激素过多，内脏脂肪堆积；另一方面，PCOS患者常伴有的糖耐量异常、胰岛素抵抗，其严重程度也与睡眠呼吸暂停综合征的

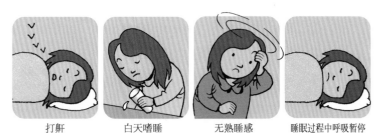

打鼾　　　　　白天嗜睡　　　　无熟睡感　　　睡眠过程中呼吸暂停

睡眠呼吸暂停综合征的主要症状

发生风险增高有关。有研究表明，PCOS患者与正常人相比，睡眠中出现呼吸问题的概率要高30倍，可能是由于PCOS患者多合并肥胖，而后者导致咽部组织松弛、腭垂或扁桃体肥大致咽腔狭窄，发生气道阻塞。

如果发现存在睡眠呼吸暂停综合征，也不要过分担忧，首先需要进行多导睡眠监测，判断疾病的严重程度。其次也可以全面评估睡眠结构、睡眠中呼吸暂停、低氧情况及心电图和血压的变化。另外，还应当请医生评估上呼吸道的阻塞情况及颅颌面发育是否存在异常，如下颌位置和形态、咬合情况，以及口咽部、鼻咽部的情况，必要时可以进行鼻咽纤维镜动态诊断气道情况。全面评估后，医生会根据具体情况判断病情严重程度，从而决定是采用非手术治疗还是手术治疗。非手术治疗包括侧卧、肥胖者注意减重、经鼻持续气道正压呼吸（CPAP）、佩戴口腔矫治器等。手术治疗就需要根据气道阻塞的具体部位和严重程度来具体决定。

5 警惕肿瘤风险

PCOS是一种终身疾病，只能控制，无法治愈，疾病贯穿患者患病后的整个生命周期，这就意味着要关注到PCOS患者步入老年后相关疾病的风险，其中就包括癌症风险。PCOS患者因长期不排卵或稀发排卵，子宫内膜长期暴露于雌激素环境且无孕激素对抗，可造成罹患子宫内膜癌的风险增高。多数研究表明，PCOS患者远期患子宫内膜癌风险是上升的。另一方面，子宫内膜癌的高危因素与PCOS特征具有诸多相似之处，目前已明确PCOS相关性子宫内膜癌除了由于长期雌激素刺激外，还受到高雄激素及高胰岛素血症、慢性炎症、2型糖尿病、肥胖的影响。

乳腺癌和卵巢癌与PCOS的关系目前还不能下定论。有研究提示，PCOS患者存在的一些特质，如胰岛素抵抗和高胰岛素血症、过度促排卵时卵巢受到持续刺激，可能有增加相关肿瘤的风险，不过尚待进一步明确。

⑥ "总是心情低落"需要早看医生

相信很多健康女性都有这样的经历，如果在一段时间里因为工作、学习压力或者生活的变故而发生情绪紧张、焦虑时，月经周期就会出现紊乱，随着情绪和精神状态的调节，月经周期也会逐渐恢复。这个过程也提示精神问题在多囊卵巢综合征的发生和发展中扮演着一定角色。下丘脑是连接情绪和内分泌的中枢，情绪问题会下调神经递质多巴胺和5-羟色胺，影响其对促性腺激素释放激素的调节，最终影响性腺器官的内分泌功能，加重月经紊乱，引起闭经甚至PCOS。

抑郁症是PCOS患者最常并发的精神疾病之一，这是一种以显著而持续的情绪低落为主要临床特征的精神异质性综合征，在PCOS患者中的发生率较正常人群显著增加。目前的研究表明，PCOS患者患抑郁症的比例约为正常人群的3倍。PCOS患者高雄激素血症所导致的痤疮、多毛症的表现严重影响患者外观；同样，肥胖的体型也会加重患者的自卑心理和消极的自我认知。此外，无法正常妊娠的PCOS患者患抑郁症的可能性比可生育的PCOS患者显著升高。反过来，这些抑郁、焦虑

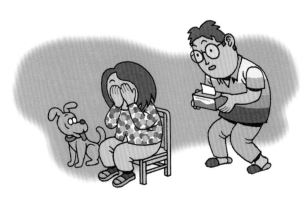

重视患者心理和情绪

等不良的情绪状态又会通过影响下丘脑-垂体-卵巢（HPO）轴而加重PCOS病情。因此，PCOS患者的治疗需要做到身心共治。对PCOS患者抑郁症的预防和治疗应该引起医生和患者的重视。

九、 关乎妊娠安全和子代的健康

① 孕育宝宝是奢望?

医学上将夫妻有正常性生活且并未采取避孕措施至少12个月仍未妊娠的情况称为不孕症。不孕症包括不孕和不育，前者是指不能妊娠，后者是指不能妊娠至足月和（或）不能活产。在自然状态下，女性每个月排一次卵，即使什么问题也没有，每月怀孕的机会只有20%～25%。如果按照概率计算，第1年前6个月有60%的夫妻可以成功受孕，后6个月为20%，第2年大约还有10%的夫妻可以成功，因此，最终只有10%的夫妻可能因不孕需要医生的帮助。

孕育宝宝如同培育庄稼，如果没有收获，首先要看种子（精子、卵子）有无或是质量好坏；其次要看土壤（包括宫颈、子宫腔和子宫内膜）正常与否，肥沃不肥沃；之后要看运输过程（输卵管）有没有问题，是不是通畅；最后看天意（健康的性生活）。不孕症的影响因素中女方约占40%，以排卵障碍（35%～40%）和输卵管因素居多。神经性厌食和营养不良引起的过度消瘦、精神紧张、极度劳累或剧烈运动、高泌乳素血症、空蝶鞍综合征、希恩综合征等均会引起闭经而致不孕。下丘脑-垂体-卵巢轴功能紊乱的疾病，如PCOS、排卵障碍性异常子宫出血、黄体功能不全及卵巢早衰等也可致不孕。生殖道异常包括宫颈管过短、宫颈内口松弛、宫颈炎症、子宫黏膜下肌瘤、子宫肌腺肌病、宫腔、输卵管或盆腔粘连等都与不孕有关。

PCOS是排卵障碍性不孕的主要原因，而不排卵或稀发排卵也是大部分患者的共同特点，患者首次就诊的主要诉求往往就是不孕。有调查研究发现，在不孕不育的育龄妇女中，PCOS占50%～70%。澳大利亚基于社区的育龄妇女横断面调查显示，PCOS患者不孕的风险是常人的15倍，而且这个数字已经排除了肥胖的影响，更多这些不孕的患者需要辅助生殖技术，同时辅助生殖的成功率却明显低于其他不孕患者。

　　PCOS患者的卵泡募集能力是正常人的6倍，但是这些小卵泡会因为多种原因出现发育停滞、无法成熟，因而不能排出受孕，通俗地讲，就是没有"种子"，自然也结不出爱情的"果实"。为什么会这样呢？大致有以下几方面的原因。首先是遗传因素，一些和高雄激素、垂体激素（LH和FSH）、胰岛素、卵泡抑制素等相关基因的改变被认为参与了卵泡的异常发育。其次是与卵巢局部的调节机制异常有关，如胰岛素样生长因子系统、免疫细胞因子、生长因子、类固醇激素、慢性炎症状态等。再者是生殖细胞增殖和凋亡的动态平衡被打破，卵母细胞受凋亡基因及高雄激素等外部环境的影响而出现凋亡增加。

　　下丘脑-垂体-卵巢是生殖轴，与生殖功能密切相关，因此，这里需要强调的是肥胖和胰岛素抵抗对生殖的影响。体重对生殖的影响呈现"U"形，体重过低或过高都会导致生育力下降，尤其是肥胖和超重，可以导致或加重患者的胰岛素抵抗和高胰岛素血症，可以引起全身性的低度慢性炎症，可以改变雄激素和促性腺激素的分泌，改变子宫内膜的容受性，最终引起月经紊乱和不孕不育。

❷ 妊娠路上防"怪兽"

● 当心只是空欢喜一场

　　整个妊娠分为3个时期：妊娠早期（妊娠12周以前）、妊娠中期（第13周到第27周末）、妊娠晚期（第28周至分娩）。PCOS患者受孕难，即使通过体外受精（IVF）等各种辅助生殖方式怀孕，孕早期流产率也较高，一般为30%～50%，为正常女性的3倍左右。一项针对接受 IVF 辅助生殖的 PCOS 患者的调查显示，流产率为 48.6%（其他患者流产率为 25.3%）。

那么什么是流产呢？妊娠不足 28 周而终止者称为流产，其中妊娠 12 周末前终止者称为早期流产，自然流产中 80% 以上为早期流产。因此，患者孕早期要格外注意。导致流产的因素很多，可能是胚胎的因素，也可能是母亲的因素，如母亲患有全身性疾病、子宫异常、内分泌异常（如黄体功能不足、肥胖、胰岛素抵抗和高胰岛素血症、甲状腺功能低下、血糖控制欠佳等）。

鉴于此，PCOS 患者需要提高警惕，若未避孕情况下月经超过 45 天未来，应首先确认是否怀孕，一旦发现妊娠，应尽早到医院检测血孕酮，监测血 HCG 的翻倍情况，并适时行 B 超检查测定妊娠囊的大小和位置等，排除异位妊娠（俗称宫外孕）和异常妊娠。如有不明原因的腹痛、阴道流血，应立即至医院就诊，以排除先兆流产、流产和宫外孕等。

• "糖妈妈"的风险很高

随着生活条件越来越好，很多人患上了糖尿病，包括一些孕妈妈，很多妊娠中晚期的准妈妈，一听到要做"糖筛"，其忐忑的心情不亚于做"大排畸"。科学地说，患 PCOS 的孕妇"糖筛"不过关的概率比普通孕妇明显要高，因为她们在孕前就常常已经存在胰岛素抵抗和糖耐量异常，妊娠加重了糖代谢异常，直接进阶为"糖妈妈"了。有研究显示，PCOS 患者发生妊娠糖尿病的风险是对照人群的 2.78 ～ 5.65 倍，伴有高雄激素血症、肥胖的患者风险比没有高雄激素血症、肥胖的患者高。妊娠糖尿病不仅危害母体健康，还与胎儿不良结局相关。

妊娠糖尿病，顾名思义是指妊娠期间患糖尿病，常有两种情况：一种是在妊娠前就已经确诊糖尿病，这种情况称为"妊娠合并糖尿病"；另一种情况是妊娠前糖代谢正常或糖耐量异常，妊娠后诊断为糖尿病，称为妊娠糖尿病（GDM）。一般要求在孕 24 ～ 28 周

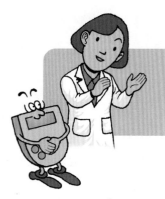

PCOS患者发生妊娠糖尿病的风险
是对照人群的

$2.78\sim5.65$倍

进行GDM筛查，也就是进行"糖筛"，先筛查空腹血糖，若空腹血糖>5.1 mmol/L则直接明确诊断，否则，进一步做糖耐量检查。需要注意的是，妊娠糖尿病有其特定的诊断标准，比非妊娠期要严格哦，因为高血糖会增加妊娠不良结局，如流产、早产、胎儿窘迫和巨大儿等。

妊娠糖尿病的诊断标准

OGTT（75 g无水葡萄糖）	血糖（mmol/L）	
空腹	≥ 5.1	
1小时	≥ 10	血糖满足其中任一标准均可诊断GDM
2小时	≥ 8.5	

注：OGTT，口服葡萄糖耐量试验；GDM，妊娠糖尿病

• **勤量血压准没错**

一波未平一波又起？刚聊完妊娠糖尿病，还得聊聊妊娠高血压。妊娠高血压同样不容忽视哦。妊娠高血压是导致孕产妇和围产儿死亡的重要原因之一。PCOS患者妊娠高血压和子痫前期的风险增加，研究显示，前者是普通孕妇的3～4倍，后者是普通孕妇的3～7倍。

妊娠高血压为妊娠20周后新发的收缩压和（或）舒张压≥140/90 mmHg，两次血压测量至少间隔4小时，产后血压可恢复正常。重度

高血压为收缩压和（或）舒张压 ≥ 160/110 mmHg，为便于降压药物的及时应用，间隔时间仅需数分钟而非 4 小时。

当妊娠高血压出现蛋白尿或器官损害时被诊断为子痫前期。严重子痫前期的患者可出现血小板减少、肝功能异常、肾功能不全、头痛和视物模糊。高危患者应每周随访，关注是否出现头痛、视物模糊、上腹痛和气急等表现。孕妈妈如果新出现这些症状，应引起足够的重视，及时就诊。

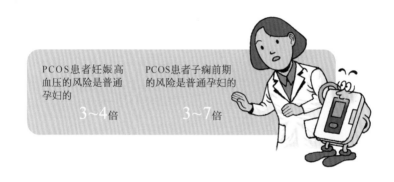

PCOS患者妊娠高血压的风险是普通孕妇的 **3~4倍**

PCOS患者子痫前期的风险是普通孕妇的 **3~7倍**

在子痫前期的基础上出现抽搐发作或伴有昏迷，称为子痫。妊娠高血压典型的临床表现为 20 周以后出现高血压、水肿和蛋白尿，视病变程度不同而表现不同，轻者可无症状，严重者可出现抽搐、昏迷甚至死亡。

了解了妊娠高血压，就应该明白为什么每次产检都要测量血压及检查尿常规。不要忽视这些检查哟，通过这些简单的筛查方法，我们就能及早发现妊娠高血压，并能及时发现蛋白尿。蛋白尿是判断子痫前期的重要依据，常提示患者的肾脏功能受到损害。

③ 子代健康更重要

十月怀胎，顺利生个健康的宝宝是每个妈妈最大的心愿，但是对

于PCOS患者，还有一些问题需要注意。已有的数据表明，合并妊娠
糖尿病的孕妇胎儿窘迫的发生率约10%，明显高于普通孕妇，而且患
有多囊卵巢综合征的孕妇早产的发生率（11.76%）、巨大儿的发生率
（5.88%）也高于普通孕妇（分别为5.85%和1.14%）。接下来，继续进
一步了解一下这些可能的并发症，看看如何预防吧！

● 宝宝可能宫内缺氧

胎儿窘迫是指胎儿在子宫内缺氧危及健康甚至生命。根据缺氧的
快慢，分为急性缺氧和慢性缺氧。急性缺氧是指脐带脱垂、扭转等使
脐带血管受压甚至闭塞，可导致胎儿急性缺氧，危及生命。慢性缺氧
是指妊娠高血压和糖尿病等并发症控制欠佳时，胎盘血管可发生痉挛、
狭窄，导致胎盘血流灌注不足，从而导致胎儿慢性缺氧。

胎儿窘迫主要表现为胎心率异常和胎心监护异常，这都是常规产检
项目，只要按时产检就不会被漏掉。当然，孕妈妈也可以自行在家关注
宝宝活动，就是常说的"数胎动"。孕妈妈每天早、中、晚自行计数胎动
各1小时，3小时胎动之和乘以4，得到12小时的胎动计数。如果12小时
胎动数小于10次，为胎动减少，提示胎儿可能缺氧，需及时到医院检查。

孕妈妈尽量取左侧卧位，有利于提高子宫血流量，改善胎盘功能
及增加氧气供应和营养。

● 早产危害大吗？

从知道怀孕开始，准妈妈们便对肚子里的小宝宝充满期待，是男
宝宝还是女宝宝？长得像谁？宝宝漂亮吗？虽然每个妈妈都很想知道
肚子里的宝宝是什么样子，期待早日与宝宝见面，但是如果她/他真的
有迹象要提前出来和母亲见面了，准妈妈们又会惴惴不安。到底提前
生产（怀孕满28周至不满37周间分娩）会不会对宝宝有影响呢？

首先，妊娠高血压、糖尿病、宫内感染等并发症是导致早产的有
害因素，而患有PCOS的孕妇又是极易出现这些并发症的高危人群，所

以需要格外当心。早产儿因为各器官发育不成熟，出现并发症，如呼吸问题、智力问题和眼底问题等的风险增加，同时早产儿发育也会较足月儿稍慢一些。因此，PCOS患者要在备孕阶段积极控制体重，纠正各种代谢异常，预防妊娠糖尿病和高血压等并发症，为宝宝创造一个优良的生长环境。

● "胖宝宝"是喜是忧？

传统的观念里，人们总喜欢宝宝胖乎乎的，但是，如果宝宝的体重达到或超过4 000 g就不好了，医学上称这样的宝宝为巨大儿。近些年，因为生活条件改善，孕期营养过度，导致巨大儿的发生率呈逐渐增加的趋势。

巨大儿的发生与糖尿病、营养状态、遗传和环境因素有关。患有糖尿病的孕妈妈，如果血糖控制不佳，血液中的葡萄糖含量高，可通过胎盘进入胎儿血液循环中，而胰岛素不能通过胎盘。胎儿长期处于高血糖状态，刺激胎儿胰岛细胞分泌大量胰岛素，促进蛋白质、脂肪合成，导致胎儿体重增加，巨大儿的发生风险显著增加。孕前体重过大，孕期营养过剩、超重和肥胖均可引起巨大儿的发生。少数过期妊娠者胎盘功能正常，胎儿不断生长发育，体重也随妊娠时间延长而增加。PCOS患者常常存在高胰岛素血症、肥胖，甚至妊娠糖尿病，因此，生育巨大儿的可能性就大，需要了解并关注。

巨大儿可能导致难产，产后出血和感染风险增加，剖宫产率增加。胎儿在分娩过程中，难以正常通过产道，新生儿锁骨骨折、臂丛神经损伤及麻痹等风险增加。因此，PCOS患者孕前需要积极控制体重，有血糖异常的更要让血糖尽早达标，怀孕后饮食均衡，避免营养过剩，保持合理的体重增长，如果有妊娠糖尿病或糖尿病合并妊娠，应积极治疗以控制血糖。

PCOS患者很难正常妊娠，妊娠后合并早产、妊娠糖尿病、妊娠高血压的风险增加，胎儿窘迫、早产和巨大儿等风险增加。面对这么

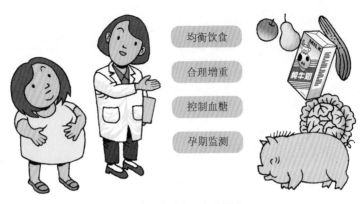

均衡饮食

合理增重

控制血糖

孕期监测

孕期均衡饮食，合理监测

多的风险，患者该如何做呢？当然，首先是不要过分担心，然后是积极配合医生，做好孕前准备和孕期监测，这样可有效预防和减少并发症的发生。孕期虽然辛苦但却甜蜜，为了宝宝的健康，一切都值得！

高危人群筛查和

确诊标准

十、 高危人群就诊建议

前面已经提到，PCOS 的发生是遗传和后天因素综合作用的结果，特定家庭或生长环境下的女性可能会成为这个疾病的高危人群。有人说，我妈妈月经不正常，我是不是一定会月经紊乱并患 PCOS 呢？其实，高危人群是易患 PCOS 的人群，但并不是每个人都一定会患 PCOS。

PCOS 可以影响女性一生，近期和远期危害都比较大，漏诊可能延误疾病的最佳治疗时期，甚至留下遗憾，过度诊断也会徒增患者的恐慌和精神压力。因此，如果你是 PCOS 的高危人群，同时已经出现以下问题，建议及早到医院进行筛查。

① 什么样的月经要去就诊？

月经是女性成熟的标志，从表面上看它是规律、周期性的子宫出血，而实际上，背后支撑它的是下丘脑、垂体、卵巢规律分泌各种激素及卵泡成熟、排出、黄体形成的周期性变化。"规律、有效"是正常月经的特征。常规月经周期为 28 ～ 35 天，但每个人的月经周期、月经量其实和个人的体质相关，有些周期长，有些周期短，检查时无器质性病变，排卵也规律，就属于正常月经，无须特别紧张。如果月经周期或频繁（<21 天）或稀少（>35 天），甚至几个月不来，都意味着背后的规律被打破，激素不能按时按量分泌，卵泡无法形成优势卵泡，不能发育成熟被排出（排卵障碍）。如果刚来月经还不足 2 年，或者来月经很久了，只是偶尔一个周期乱了，请先不要慌，继续观察一下。月经来潮超过 2 年且至少 3 个周期或更长时间都乱七八糟，就需要去排查 PCOS，需要进一步行实验室检查或 B 超等检查。

医生提醒

月经来潮2年以上仍不规律，或频繁（<21天）或延迟（>35天），或规律性连续3个周期被打破，需要筛查PCOS。

② 卵巢有"小泡泡"要复查

很多人看到B超显示卵巢有多个小囊泡就认为自己肯定是得了多囊卵巢综合征，这真的有点太早下结论了。其实，有大约20%的健康女性也会出现PCO，尤其是青春期女孩，也就是说PCO ≠ PCOS，但是，PCO长期存在可能是PCOS的特征之一——卵泡成熟过程受阻的表现，所以如果B超检查多次看到卵巢有PCO，需要到医院请专科医生帮忙判断是否为PCOS，而不要自己吓自己。

医生提醒

看到这样的图像或者文字（小卵泡＞12个）需要筛查PCOS。

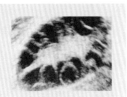

③ 常年一张"痘痘脸"别大意

痤疮，俗称"青春痘"，原本是青春期一个正常的生理过程，但是，如果没完没了，那这个"痘痘"可能就是一种病了，比如PCOS。其实，不管是青春期的女孩还是成年女性，如果痤疮又多又重，经常会有脓疱，且好发于下颌（男性长胡子的地方），或是前胸、后背，迁延不愈，用尽各种护肤品和药膏，但痘痘一直不见好，那就有可能是高雄激素血症在作怪。

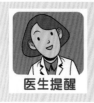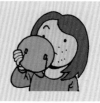

女孩（女性）出现上述"痘痘"时需要筛查PCOS。

医生提醒

④ 体毛和爸爸有一拼须就诊

雄激素水平升高除了能导致痤疮反复发作，还会让女性像男性一样长胡子和胸毛，阴毛浓密且向肚脐和大腿根部延伸，也就是毛发比正常女孩多，或是毛发出现在不该出现的地方。

这里需要注意的是，多毛跟人种、种族、家族遗传和用药有关，尤其是四肢毛发，如果无内分泌异常及用药史，月经正常且血雄激素水平正常，那多是特发性多毛症。临床上评价多毛症的程度通常沿用Ferrinan-Gallwey评分法，上唇、下颌、胸部、上腹、下腹、上背、腰部、上臂、前臂、大腿和小腿，根据视诊毛发分布的多少进行计分，各地根据流行病学制订标准。超过标准的诊断为多毛症。

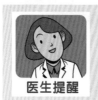

当女性像男性一样长胡子和胸毛，毛发比正常女孩多或毛发出现在不该出现的地方，需要筛查PCOS。

医生提醒

⑤ 大把脱发多数不正常

女孩最爱自己的一头秀发。如果头发异常或过度脱落，超过3个月连续每天脱发100～120根（很少有人去数），称为脱发。多表现为头顶部毛发逐渐稀疏，一般不累及额颞部。顶部脱发呈弥漫性，如"圣诞树"样，脱发的进程一般缓慢，极少发生顶部全秃。高雄激素血症

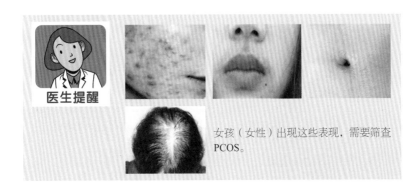

女孩（女性）出现这些表现，需要筛查PCOS。

导致的女性脱发常伴有头皮油脂分泌增加等其他高雄激素表现。

⑥ 越来越胖并伴有"三高"早问诊

近年来，由于不良生活方式盛行，肥胖、糖尿病、高血压和高血脂这些以前被归为"老年病"的代谢性疾病出现年轻化趋势。但如果你是一个年轻女性（30岁或更小），特别容易胖（喝白开水都胖），食欲特别旺盛，皮肤越来越黑（头颈部老是脏兮兮，洗都洗不干净，这就是之前提到的黑棘皮病），体检还发现高脂血症、高尿酸血症、脂肪肝和高血压，那就要注意自己是否同时存在月经不规律或不孕不育（包括不良妊娠史），如果恰巧有这些问题，那就有必要去医院筛查PCOS。

患黑棘皮病时，可在颈部、腋下、腹股沟等皮肤皱褶处出现灰棕色或灰黑色乳头状或天鹅绒样增厚，是胰岛素抵抗特征性的皮肤改变。研究已经非常明确，胰岛素抵抗是PCOS发生和发展的重要病理生理改变之一，如果有黑棘皮病同时存在月经异常，建议去筛查PCOS。

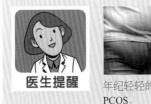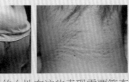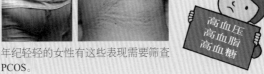

年纪轻轻的女性有这些表现需要筛查PCOS。

⑦ 一年都没怀孕要警惕

2014年的数据显示，我国每8对夫妻中就有1对存在生育问题，而不孕症中25%～30%源于PCOS，它也是女性排卵障碍性不孕症最主要的原因（占80%）。PCOS患者不孕的风险较常人增加15倍，即使施行辅助生殖，其成功率也明显低于普通人。如果是PCOS患者，不良妊娠事件的发生率也会升高，如流产、胎停、早产、围产期死亡，以及母亲的各种妊娠并发症等。如果规律同房2年未能怀孕，或者有不良妊娠史的女性，不要忘记排查PCOS。

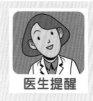
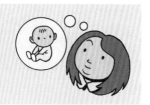

不孕或者出现过不良妊娠史的女性需要筛查PCOS。

医生提醒

⑧ 家人确诊PCOS是"警示"

"我表姐（或其他女性家人）确诊为PCOS，我不放心也来查查"，这是门诊常听到的一句话。PCOS确实有遗传倾向，呈现家族聚集性。如果家族中有女性亲属已经被确诊为PCOS，或者女性长辈中曾有月经不规律、不孕不育（或妊娠困难）、多毛症、早发糖尿病和心脑血管疾病等情况，要格外对自己的月经、痤疮及阴毛生长情况留心观察，如果体重超标或者已经达到肥胖的程度，应尽早去医院筛查PCOS。

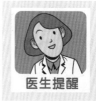
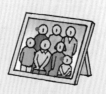

有PCOS家族史的女性需要关注自己的月经情况，一旦发现问题，尽早筛查PCOS。

医生提醒

十一、 自我 / 医院评估方法简介

由于PCOS的临床表现在不同患者间会有一些差异，因此，有些条件是否符合诊断标准，即使是专业的医务人员也需要斟酌。但是，如果高危人群想知道自己是否存在这个问题，有一些简单的方法可以帮助你粗略评估一下。

① 排卵异常和卵巢多囊怎么查？

"月经规律肯定排卵，月经40天才来一次肯定不排卵"是不是有些人会这样认为呢？前面提到月经是排卵的表象，如果月经不规律往往预示着排卵不规律，但是在一些人群（尤其是青春期的女孩），月经规律，周期大于35天，并不一定存在排卵异常。所以月经失调≠排卵异常，排卵异常是PCOS的核心。下面就教你几种检测排卵的方法，有些方法在家里就可以完成。

（1）记录基础体温：这是既经济又简便的了解排卵的方法，具体操作如下。在保证充足睡眠的情况下（参加夜班的女性，最好能休息6～8小时后测定），早上睁开眼睛后，不起床，不说话，不穿衣服，不上厕所，把事先放于枕头旁边的水银体温计（最准确）放在舌头下面（舌下内侧根部，紧闭嘴巴）3～5分钟，记录体温，同时观察并记录月经量及接近排卵期时阴道分泌物情况。如有失眠、感冒、腹痛和阴道流血，接受检查、治疗或服药时都应备注。每天一次，连续记录3个月经周期，绘制成曲线图。正常人群如下图所示，呈现双向体温的形式，即排卵后比排卵前的体温平均上升0.3～0.5℃。若与此不同，则需要到医院进一步检查。不要小看简单的基础体温表，它不但可以反映排卵情况，还可以反映黄体功能，可协助诊断早孕、早期流产及阴道出血类型等。

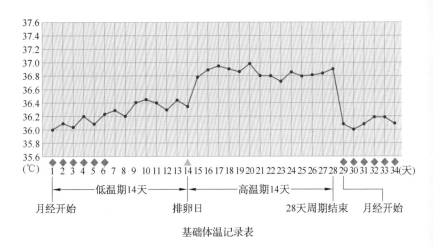

基础体温记录表

（2）使用排卵试纸：药店可以买到测定尿黄体生成素（LH）水平的排卵试纸，根据LH的含量变化，从而确定排卵时间及妇女月经周期中的"安全期"，达到选择受孕最佳时机或使用"安全期"避孕的目的。按照说明书从月经来潮之日计算，第10天开始每天固定时间取小便测定一次，如果发现排卵试纸阳性逐渐增强，就要加强检测的频率，最好能够每4小时测一次。如果对比试纸发现，排卵试纸开始减弱，那说明即将排卵。在检测过程中需要注意：因晨尿浓缩可影响结果，一般不选择晨尿，建议最好在早10点到晚20点之间留尿，取尿液之前2～3小时不要大量喝水。观察10分钟，勿过短或过长，如果为弱阳性，还可以在4小时后重复再测。只有在测试条（T）强度大于或等于对照条（C）时方可判断为阳性。

（3）检测血孕酮：如果月经规律，还可以在月经来的前一周抽血测定孕酮（如果以28天为一周期，则应在月经第21天抽血），血孕酮水平>15.6 nmol/L，提示有排卵。若孕酮水平符合有排卵，

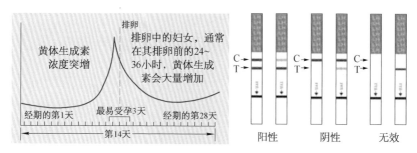

使用排卵试纸监测排卵

而无其他原因的不孕患者，需配合B超检查，观察卵泡发育及排卵过程。

（4）B超监测卵泡发育：阴道B超通过跟踪监测优势卵泡，最能客观反映卵泡生长发育状况，预测排卵时间，帮助查找不孕病因，掌控最佳受孕时间，为进一步诊疗提供依据，并同步反映子宫内膜的发育状况。通常来说，有排卵的正常女性，一般每月发育一枚优势卵泡，并排出一枚卵子。对于月经周期为28～30天的女性，优势卵泡从月经周期的第6～8天开始发育，所以初次监测的时间可以在月经周期的第11～12天，之后根据优势卵泡的大小来决定下一次的监测时间。月经周期不规则的患者，应该根据月经周期的长短，适当调整初次监测的时间，月经周期较长者适当推后，月经周期较短者适当提前。B超监测卵泡的同时最好能测量基础体温。

（5）卵巢多囊改变：排卵异常时卵巢会出现多囊样表现，这是多囊卵巢综合征的诊断标准之一，但是，卵巢是否有多囊需要借助B超判断，无法自我感知。这里需要提醒大家的是，做B超筛查，一般在月经期末（即月经干净后的早卵泡期）或是停经超过45天进行，建议行腔内超声，如阴超（已婚）或肛超（未婚），以提高检出率。经腹部的超声不利于小卵泡的计数，尤其是合并超重或肥胖的女性。B超显示双侧卵巢上可见多囊性增大，被膜增厚回声强，一侧或双侧直径2～9 mm囊状卵泡各有12个以上。

② 外表和验血对确定高雄激素血症都重要

雄激素水平升高是PCOS患者重要的病理生理改变，高雄激素血症的外在表现主要是多毛症、痤疮和雄激素性脱发，这些在前面章节都有介绍，可以自行对照图示看看自己是否有相近的表现来判断有无高雄激素血症的可能。当然，也有些患者虽然有高雄激素血症，但是外在表现不明显，同时可能有其他性激素分泌异常，如LH（LH/FSH）升高，这些异常需要到医院进行检测才能明确。目前评价高雄激素血症通常检测血清总睾酮（TT）、游离睾酮（FT）、性激素结合球蛋白（SHBG）、雄烯二酮、脱氢表雄酮（DHEA）和硫酸脱氢表雄酮。在PCOS患者中，TT水平通常在正常值的上限或稍高，FTI（TT/SHBG×100%）是评价高雄激素血症更适合的指标。

但是要提醒大家，检测血中激素的时间是月经来潮的第2～5天（月经在身上）或者是未来月经超过45天，并且患者要保持空腹状态，没有服用可能影响激素测定的药物（如避孕药）。

③ 代谢问题面面观

前面已经介绍了PCOS常合并代谢异常，包括糖代谢、脂代谢、嘌呤代谢异常等，所以在诊断PCOS时需要检测代谢指标，如血脂、尿酸，明确是否存在脂肪肝等。其中和PCOS发病密切相关的是糖代谢。很多患者存在疑问，明明空腹血糖是正常的，为什么还要做糖耐量试验和胰岛素激发试验？

口服葡萄糖耐量试验是口服一定量葡萄糖之后检测血浆葡萄糖和胰岛素水平变化的试验，用以发现早期糖尿病和反应性低血糖的患者，怀疑PCOS时行此检查，更重要的是了解胰岛β细胞功能，帮助判断是否存在胰岛素抵抗。

口服糖耐量试验前3天，要求受试者正常进食及活动，并停用各种影响糖代谢的药物，如避孕药、糖皮质激素和胰岛素等。检查前一天，白天清淡饮食，忌烟酒，晚8点以后禁食水，次日早晨空腹检查，试验前至少禁食10小时以上。空腹抽血后，5分钟内口服75 g葡萄糖水，分别于喝完糖水后0.5小时、1小时、2小时、3小时取血，测葡萄糖和胰岛素浓度。正常血浆胰岛素分泌常与血糖值呈平行状态，在30～60分钟上升至高峰，高峰为基础值的5～10倍，3～4小时应恢复到基础水平。肥胖型PCOS患者，空腹胰岛素水平正常或高于正常，刺激后胰岛素水平往往高于普通人群，尤其高峰值常远高于基础值的10倍，并且高峰值可延迟至2小时或3小时出现，甚至有些患者还会出现2个高峰，提示患者存在胰岛素抵抗和高胰岛素血症。

④ 判断肥胖方法多

肥胖是PCOS的危险因素。目前评价是否超重或肥胖主要还是以体重指数（BMI）为标准，BMI=体重（kg）/身高的平方（m²）。在中国，BMI≥24 kg/m²为超重，≥28 kg/m²为肥胖，但是仅仅表现为腹型肥胖（中心型肥胖，腰围>85 cm）的情况也不少。需要注意的是，最好在清晨，排空大小便，仅着内衣时来测量这些参数，这样得出的数

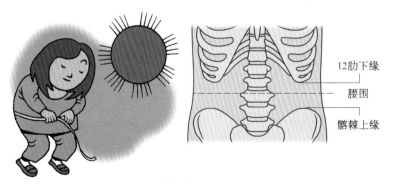

腰围测量方法

据更有参考价值。量腰围时，需要两脚分开与肩同宽，在正常呼气末取身体两侧胸廓第12肋下缘和髂棘（骨盆最上缘）连线的中点，软皮尺过这两个点水平绕一圈的数值即为腰围。

BMI考虑了体重和身高两个因素，主要反映全身性超重和肥胖症，不受性别影响，受身高影响也较小，但是不能反映局部体脂的分布情况，对特殊人群如运动员，难以准确反映超重和肥胖症。更为精确且简单易行的测定方法是使用人体成分分析仪，它可以将体脂、内脏脂肪、肌肉含量、基础代谢率等全部测定出来。目前市场上有些体重秤可以做人体成分分析，比较有参考价值的InBody人体成分分析在医院和一些健身房可做，结果比较直观易懂。

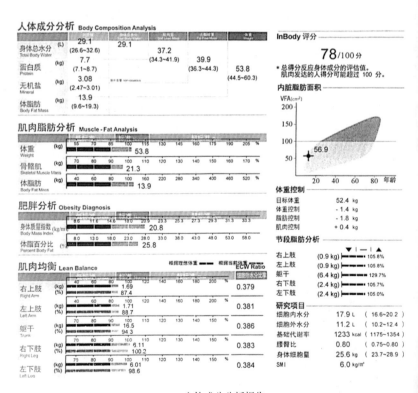

InBody人体成分分析报告

十二、 国内外确诊标准有不同

① 国际诊断标准

有患者可能会有这样的困惑，明明几年前被确诊为PCOS，为什么现在医生却表示怀疑，要重新做检查来确认？其实，这个问题背后是PCOS的诊断标准不仅随时间在变化，而且因地域不同而不同，医学界对这个疾病的认识一直在不断深入，不断丰富。

由于不同医学组织出发点或者侧重点不同，提出的诊断标准也略有不同，截至目前，国际上主要有3个广为人知的诊断标准：1990年美国国家研究院（NIH）提出的标准，2003年由欧洲人类生殖与胚胎学协会（ESHRE）和美国生殖医学协会（ASRM）提出的鹿特丹标准，2006年雄激素过多协会（AES）提出的标准。最广为接受并获应用的是鹿特丹诊断标准，这个标准比较宽泛，在临床应用的过程中可能使部分无生育障碍或内分泌异常的女性被诊断为患有PCOS而接受不恰当的治疗。

1990 年 NIH 诊断标准

诊断条件	慢性无排卵 具有高雄激素血症的临床表现或生化改变	两项都要符合
排除条件	其他可以引起慢性无排卵和高雄激素血症的疾病，如库欣综合征、高泌乳素血症、先天性肾上腺皮质增生、产生雄激素的肿瘤等	

2003 年鹿特丹诊断标准
（目前国际公认且最广为采纳的诊断方法）

诊断条件	稀发排卵或无排卵	解释：月经周期<21天或>35天；停经超过3个周期；其他方法证明的排卵异常	三项中符合二项
	具有高雄激素血症的临床表现或生化改变	解释：雄激素相关多毛症、痤疮和脱发或者有血清雄激素升高	
	卵巢多囊样改变	解释：小卵泡≥12个，或单侧卵巢体积≥10 mL	
排除条件	其他可以引起慢性无排卵和高雄激素血症的疾病，如库欣综合征、高泌乳素血症、先天性肾上腺皮质增生、产生雄激素的肿瘤等		

2006 年 AES 诊断标准

诊断条件	具有高雄激素血症的临床表现或生化改变	必备条件
	稀发排卵或无排卵	二选一
	卵巢多囊样改变	
排除条件	其他可以引起慢性无排卵和高雄激素血症的疾病，如库欣综合征、高泌乳素血症、先天性肾上腺皮质增生、产生雄激素的肿瘤等	

2018年，《基于循证证据的多囊卵巢综合征评估和管理国际指南》在 *Fertility and Sterility* 上发表，此指南仍然推荐育龄妇女诊断 PCOS 沿用2003年鹿特丹标准，但是基于对疾病的认识及检验手段的进步，更新了每一个诊断条件的定义，具体如下：稀发排卵和无排卵是指月经初潮1年后任何一个周期大于90天，或者在初潮1～3年中月经周期<21天、>35天，或者是初潮3年后月经周期仍然<21天、>35天或<8个周期。需要注意，排卵障碍可以发生在月经规律的人群，月经第21天测定血清孕酮可帮助了解是否有排卵。高雄激素血症评估中临床高雄激素血症的症状被认为更有价值，如果总睾酮和游离睾酮不高，可以评估雄烯二酮和硫酸脱氢表雄酮。卵巢多囊的判断指月经初潮8年后仍为卵巢多囊，且每侧小卵泡超过20个或体积大于10 mL。但是，目前这些诊断条件的更新还没有广泛应用于临床实践当中。

❷ 中国诊断标准

PCOS是一个异质性非常强的疾病，在不同人种之间其表型也会有所差异，欧美人群雄激素增高的水平及临床表现均比亚洲人群明显，因此，我们十分有必要提出更符合中国乃至亚洲人群的诊断标准。

2011年，我国卫生部颁布实施《多囊卵巢综合征诊断标准》，这是基于中国人群的循证医学试验数据并结合文献来拟定的，首次提出了"疑似多囊卵巢综合征"的概念，即月经稀发、闭经或不规则子宫出血为诊断的必备条件，若同时再符合下列2项中的1项，即可诊断为疑似多囊卵巢综合征：高雄激素血症的临床表现或超声表现为PCO。当然，这个诊断标准和国际标准一致，还需逐一排除其他可能引起高雄激素血症排卵异常的疾病才能最后确定诊断。同时，还提出了多囊卵巢综合征的分型建议。这个诊断建议更符合中国人的发病特点，而且考虑到患者的异质性，建议进一步进行分型以更准确地评估不同表型患者的病情，制订更恰当的治疗方案，对中国人群有更实用的指导意义。2018年1月相继出版的《多囊卵巢综合征诊治内分泌专家共识》（中国医师协会内分泌代谢科医师分会）及《多囊卵巢综合征中国诊治指南》（中华医学会妇产科学分会内分泌学组及指南专家组）都再次提出多囊卵巢综合征的中国诊断标准沿用2011年版本。

2011年中国多囊卵巢综合征诊断标准（育龄期）

	月经稀发或闭经或不规则子宫出血	必备条件
疑似条件	高雄激素临床表现或高雄激素血症	二选一
	超声下表现为卵巢多囊样改变	
确诊条件	排除其他可能引起高雄激素血症的疾病和引起排卵异常的疾病	

③ 青春期 PCOS 和更年期 PCOS 诊断标准

女性初潮后性腺轴发育还没有完善，月经不规律或出现不排卵月经属于正常生理现象，同理，对于已经绝经的女性，月经情况和排卵情况也已无法监测获得，另外，对于这两部分人群高雄激素血症的界定都没有明确的标准，所以诊断 PCOS 会与育龄妇女有所不同。

PCOS 常起病于青春期，这个疾病早期预防、早期治疗事半功倍，因此，针对青春期女孩如何能够准确识别疾病状态、早干预，又不引起未患病人群不必要的恐慌，是医学界一直努力的方向。目前，诊断青春期 PCOS 总原则是要谨慎，建议育龄妇女的 3 个诊断条件（排卵异常或无排卵、高雄激素血症或其临床表现，以及卵巢多囊）必须全部符合，同时再排除其他可能引起排卵异常或高雄激素血症的疾病方可诊断，如果仅仅是具有 PCOS 的特征而达不到诊断标准的人群，《基于循证证据的多囊卵巢综合征评估和管理国际指南》建议暂时列为"风险增加"人群，定期随访，对肥胖、月经不调等给予合适的管理，在初潮 8 年生殖系统完全成熟时重新评估。

目前还没有根治 PCOS 的办法，如果在育龄期明确诊断，存在长时间的月经紊乱、高雄激素血症和（或）卵巢多囊，则可以在绝经后继续诊断为 PCOS。如果绝经后女性新出现雄激素水平升高或者高雄激素血症表现加重，需要进一步排查是否有产生雄激素的肿瘤及卵泡膜细胞增殖症。

PCOS 不仅影响患者的月经、生育，同时会让其患代谢性疾病、心脑血管疾病及某些肿瘤的风险都高于普通人群，精确诊断是为了早期预知风险，积极加以管控，定期筛查伴发疾病，积极治疗，降低远期并发症的发生，提高患者的生活质量。

仁济专家谈
多囊卵巢综合征

及时干预，自我管理

十三、 医学营养是治疗的基础

PCOS是育龄妇女常见的内分泌生殖系统疾病，是女性无排卵和不孕最常见的原因。肥胖型PCOS患者的内分泌和生殖代谢（除多毛症）紊乱更加严重，且远期危害严重。此外，成功受孕后的PCOS患者也是妊娠高血压、妊娠糖尿病的高危人群。基于随机对照试验（RCT）的系统综述表明，对于PCOS患者，在减轻体重、改善胰岛素抵抗及高雄激素血症等方面，生活方式干预（饮食、运动和行为干预）比最低程度的药物治疗更有效。因此，PCOS患者应首先进行生活方式干预（饮食和运动）。

PCOS患者临床表现为月经异常、不孕、高雄激素血症和卵巢多囊样等，可常伴有肥胖、胰岛素抵抗、血脂代谢紊乱等代谢异常，是2型糖尿病、心脑血管疾病和子宫内膜癌发病的高危因素。营养治疗的关键包括总能量的控制及膳食结构的合理化。通过减少食物中的热量，减少体脂量并预防其继续增加，改善糖脂代谢情况，进而控制内分泌紊乱状态，改善卵巢功能。

① 营养策略巧制订

• 宏量营养素和血糖生成指数的选择

研究表明高蛋白质/低碳水化合物（即蛋白质30%、碳水化合物40%、脂肪30%，MHCD）可降低体重和体内雄激素水平，MHCD明显增加胰岛素敏感性，减轻高胰岛素血症，继而减轻胰岛素抵抗。推荐碳水化合物占45%～60%，并选择低血糖生成指数食物；脂肪占20% ～ 30%，以单不饱和脂肪酸为主，饱和脂肪酸及多不饱和脂肪酸均应小于10%；蛋白质占15% ～ 20%，以植物蛋白和乳清蛋白为主。

低血糖生成指数饮食亦可通过降低PCOS患者（无论是否肥胖）胰岛素、睾酮水平，改善多毛症和痤疮。那什么是血糖生成指数，哪些食物属于低血糖生成指数食物呢？

（1）血糖生成指数（glycemic index，GI）：是衡量食物引起餐后血糖反应的有效指标。GI>70为高GI食物，食物进入肠道后消化快、吸收率高、葡萄糖释放快，葡萄糖进入血液后峰值高，如米饭、面条和燕麦片属于高GI食物。GI<55为低GI食物，在胃肠道停留时间长、吸收率低、葡萄糖释放缓慢，葡萄糖进入血液后峰值低、下降速度慢，山药、红薯等属于低GI食物。有些人会问，既然山药、红薯等都是低GI食物，能不能多吃呢？答案是否定的，因为GI只考虑了食物所含碳水化合物的"质"，忽略了碳水化合物的"量"对血糖的影响，由此引入了一个新的概念——血糖负荷。

（2）血糖负荷（glycemic load，GL）：GL为食物的碳水化合物量乘以这种食物的血糖指数，其既考虑了食物所含碳水化合物的"质"，又兼顾食物所含碳水化合物的总量对血糖的影响，真实反映了食物的血

中国常见食物 GI 和 GL

食物种类		GI	GL
谷类食物	小米粥	61.5	516.6
	大米粥	69.4	680.1
	大米饭	80.2	2 085.2
	面 条	81.6	1 974.7
	燕麦片	83	5 112.8
豆 类	黄 豆	18	334.8
	蚕 豆	79	1 295.6

（续表）

食物种类		GI	GL
豆 类	豆腐干	23.7	253.6
	绿豆汤	27.2	149.6
蔬 菜	山 药	51	591.6
	红 薯	54	1 247.4
	鲜土豆	62	1 023
	油炸土豆片	60.3	2 400
	胡萝卜	71	631.9
	南 瓜	75	337.5
水 果	柚 子	28	227.5
	鲜 桃	30	305.2
	生香蕉	36	624
	熟香蕉	52	1 081.6
	苹 果	36	345.6
	菠 萝	66	627
	西 瓜	72	460.8
糖	果 糖	23	
	乳 糖	46	
	蔗 糖	65	
	蜂 蜜	73	
	白 糖	83.8	
	葡萄糖	97	
	麦芽糖	105	

糖应答效应。因此，日常食物的选择应结合 GI 和 GL 综合考虑。

（3）多吃富含膳食纤维的蔬菜和水果：含膳食纤维丰富的食物有豆

类、谷类、水果和蔬菜等。膳食纤维可减缓碳水化合物和脂类的吸收，从而降低血糖，改善血脂异常，提高机体对胰岛素的敏感性，并增加饱腹感。建议每日膳食纤维摄入达到30 g。很多患有PCOS的女性担心水果的摄入会使血糖水平升高且使胰岛素水平上升，其实，水果提供丰富的膳食纤维、维生素和矿物质，建议可以尝试食用低血糖生成指数的水果，如苹果、柚子、桃等，总量可控制在每日200 g以下。

（4）记录饮食日记，规范日常饮食行为：PCOS患者记录饮食和运动情况有利于长期坚持，并维持良好生活习惯，以达到减重的目的。

● 我想减重，该怎么做？

PCOS患者肥胖的患病率为30%～60%，以腹型肥胖为主，我国有34.1%～43.3%的PCOS患者合并肥胖。针对不同程度的肥胖，减重的目标不同。那么如何判断自己是否属于肥胖呢？

（1）标准体重（standard body weight）：标准体重（kg）＝身高（cm）－100（适用于身高<155 cm者）；标准体重（kg）＝［身高（cm）－100］×0.9（适用于身高155 cm及以上者）；标准体重（kg）＝身高（cm）－105（更适合亚洲国家）。超重，体重高于标准体重20%；轻度肥胖，体重高于标准体重20%～30%；中度肥胖，体重高于标准体重30%～50%；重度肥胖，体重高于标准体重50%。

（2）轻度肥胖：只要改变不良的生活饮食习惯及适度的总能量控

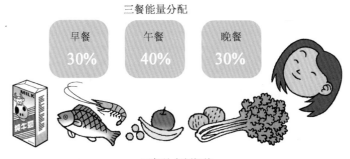

三餐能量分配

早餐 30%　　午餐 40%　　晚餐 30%

三餐饮食须规律

制，配合适当的运动，就能使体重基本保持或接近正常范围。三餐饮食须规律，避免不吃早餐。三餐能量分配为30%、40%、30%，早餐质量须保证，晚餐能量摄入须控制，避免夜宵，避免油炸食物。每天保证绿叶菜500 g以上，多饮白开水（2 000 mL/天），少喝或不喝含糖饮料，保证水果（150～250 g/天）及优质蛋白质如鱼、虾、牛奶等的摄入，在控制总能量摄入的前提下及时补充多种维生素及微量元素。

（3）中度肥胖：培养良好的生活饮食习惯，根据年龄、体力活动及肥胖程度制订个性化饮食治疗方案，一般每天总能量为5 020～6 276 kJ。

（4）重度肥胖：饮食治疗方案基本与轻度及中度肥胖相同。在减重的同时保证优质蛋白质、维生素及矿物质的摄入。

减重速度不宜过快，避免短期体重下降过快而反弹，否则不利于维持体重，建议治疗期一般持续3～6个月。轻度及中度肥胖每个月可减重0.5～1.0 kg，重度肥胖建议每周减重0.5～1.0 kg。

● 警惕生活中的"隐形糖"

在减重的过程中人们会刻意避免甜品、糖果等的摄入，但往往一些隐藏在食物中的"隐形糖"容易被我们忽略。其一，薯片、虾条等膨化食品及速溶咖啡、芝麻糊等调制饮品，是"添加糖"最大的藏匿者。这些食物中含有大量糖，却不含膳食纤维，无法抑制血糖上升。其二，饼干、面包及蛋糕在制作过程中添加了大量的糖。其三，一些酱汁如番茄酱、烧烤汁等也含有不少的糖。

此外，甜饮料中的含糖量也是相当的多。研究表明，2010—2012年中国成年人含糖饮料消费较高，消费率为50.1%，中国成年人含糖饮料每周1次及以上消费率为15.3%，每天1次及以上的消费率为1.3%。下表所列为常见饮料的含糖量，不难发现多数饮料的含糖量均在10%以上，平均含糖量达到18.7%。添加糖摄入的增加可引起BMI或体重的增加，亦与心血管疾病的增加相关。因此，日常饮水尽量以白开水为主，避免此类饮料的摄入。

各类饮料构成比及糖含量标示率

饮料类别	样本数	构成比（%）[a]	糖含量标示率（%）[b]
碳酸饮料	85	9.4	60.0（51）
果蔬汁及其饮料	250	27.7	13.2（33）
含乳饮料	204	22.6	11.8（24）
茶饮料	107	11.8	20.6（22）
咖啡饮料	55	6.1	12.7（7）
特殊用途饮料	88	9.7	21.7（19）
风味饮料	22	2.4	9.1（2）
植物蛋白饮料	92	10.2	12.0（11）
合　计	903	100.0	18.7（169）[c]

注：a. 各类饮料样本数量占调查样本总量的比例；b. 各类饮料标示糖含量样本数占该类饮料的比例，括号内为糖含量标示样本数；c. 总体标示率

② 得了妊娠糖尿病怎么办？

如果不幸成为"糖妈妈"也不必过分焦虑。一位精通糖尿病女性护理的有资质的营养师可以为整个孕期提供培训、教育和支持，定期随访和饮食调整，在控制血糖的同时，为母亲和胎儿提供足够的能量和各种营养素，并预防酮症酸中毒。妊娠期间并不建议减重，而是应该合理选择食物，将体重增长控制在合理范围内。对于超重或肥胖的孕妇，应适度限制能量和碳水化合物的摄入。

• 该吃还是不吃？

好不容易怀了一个可爱的宝宝，自己却成了"糖妈妈"。很多妈妈担心吃得太多，血糖控制不佳而影响到宝宝，但是又担心吃得太少，

无法满足胎儿生长发育的需要。其实，妈妈们无须太过焦虑，只要遵从以下几点，不仅血糖控制良好，宝宝也能发育得好。

（1）根据营养师建议的量，每天定时定量就餐，不得随意增减。主食一般控制在250～300 g，选择粗粮和杂粮替代部分主食，减少精白米面的摄入。若食用土豆、芋芳等淀粉含量高的食物，则应从每天主食中减去相应的量。

（2）合理营养，不挑食，不偏食，食物种类多样性。不同食物所提供的营养素不同，尽可能多地选择食物。叶酸对预防神经管畸形和高同型半胱氨酸血症、促进红细胞和血红蛋白成熟极为重要。孕早期叶酸应达到600 μgDFE/天。新鲜蔬菜中含叶酸丰富，但并不稳定，在100℃酸性环境下叶酸很容易溶解，一般食物加工后损失50%～90%。因此，买回来的蔬菜不要放置太久，尽量吃新鲜的。烹调时间尽量缩短，应急火快炒。缺钙会使糖尿病患者病情加重，选择含钙丰富的食物如虾皮、海带、芝麻和牛奶等。硒能降低血糖，改善糖尿病症状，含硒丰富的食物有鱼、香菇、芝麻、大蒜和荠菜等。

（3）培养良好的饮食习惯，不食用加工食品。三餐定时定量，可实行少量多餐制，每日分5～6餐。低血糖生成指数食物可降低餐后血糖水平，减少糖尿病孕妇的胰岛素使用量，并降低新生儿出生体重，但同时也可使非妊娠糖尿病患者低出生体重儿发生率增加。各类食物的血糖生成指数在不同个体间存在较大差异，每位孕妇都应避免高血糖生成指数食物，或在特定时间小份食用。减少精加工、高糖、高脂、高盐及低纤维食物的摄入。加工食品如蜜饯、果酱、糕点等含糖量高，容易食用过量，血糖难以控制。

（4）根据病情适量选择水果。水果能提供蔬菜及荤菜不能提供的营养素，建议在血糖控制良好的情况下，两餐之间作为加餐食用。食用时间可在上午9～10点，下午3～4点，晚上9点，选择低血糖生成指数水果如苹果、柚子、梨等，水果量不超过100 g。如果血糖控制不理想，则建议用黄瓜、番茄替代。根据美国ADA发布的2018年糖尿病诊疗标准，妊娠糖尿病患者血糖控制标准：空腹血糖<5.3 mmol/L，餐后1小时血糖<7.8 mmol/L，餐后2小时血糖<6.7 mmol/L。

（5）饮食清淡，戒烟戒酒。烹调方式尽量选择清蒸、煮，少用煎、炸。烹调油尽量选择植物油，如花生油、豆油等。动物性脂肪如牛油、猪油等饱和脂肪酸含量高，容易使血脂升高，易发生动脉粥样硬化。酒精能使血糖波动，大量空腹饮酒易发生低血糖，且酒精不利于胎儿的发育。烟同样需要限制。

◦ 掌握基本大法

根据患者孕前BMI水平和预期体重计算热量摄入，建议碳水化合物供能比控制在35%～45%，每天不少于175 g，分散到3顿小至中量正餐和2～4顿加餐中。每天蛋白质80 g或1.0～1.2 g/kg，适当控制红肉或半成品肉类，增加白肉占比。脂肪供能25%～30%，饱和脂肪酸摄入量不超过总能量7%，减少反式脂肪酸摄入，单不饱和脂肪酸占脂肪供能的1/3以上。保证每天膳食纤维25～30 g。保证维生素及矿物质摄入，少量多餐，避免餐前过度饥饿，合理安排三餐两点。

基于妊娠前体重指数推荐的孕妇每日能量摄入量及妊娠期体重增长标准

孕前BMI（kg/m²）	能量系数（kcal/kg）	平均能量（kcal）	总增重范围（kg）	孕中晚期增重速率（kg/周）
低体重	35～40	2 000～2 300	12.5～18	0.51（0.44～0.58）
理想体重	30～35	1 800～2 100	11.5～16	0.42（0.35～0.50）
超　重	25～30	1 500～1 800	7～11.5	0.28（0.23～0.33）
肥　胖	减少30%热量摄入	不低于1 600～1 800	5～9	0.22（0.17～0.27）

注：平均能量=标准体重 × 能量系数；1 kcal=4.186 kJ

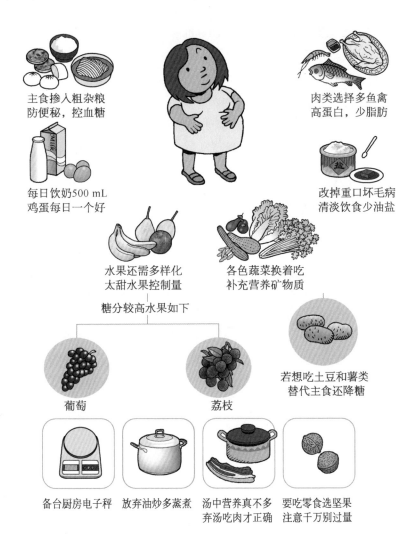

主食掺入粗杂粮
防便秘，控血糖

肉类选择多鱼禽
高蛋白，少脂肪

每日饮奶500 mL
鸡蛋每日一个好

改掉重口坏毛病
清淡饮食少油盐

水果还需多样化
太甜水果控制量

各色蔬菜换着吃
补充营养矿物质

糖分较高水果如下

葡萄

荔枝

若想吃土豆和薯类
替代主食还降糖

备台厨房电子秤

放弃油炒多蒸煮

汤中营养真不多
弃汤吃肉才正确

要吃零食选坚果
注意千万别过量

● 食物间自由切换全靠它

　　食物按照不同来源和性质可分成数类，同类食物在一定重量内所含蛋白质、脂肪、糖类和能量接近，不同类食物间所提供能量也可能是相同的。所有食物均计算可食部，即去籽、皮、核、骨等后的净重。每种食物交换份可产生334.7 ～ 376.6 kJ（80 ～ 90 kcal）能量。

不同能量需求饮食的交换份（单位）举例

能量 （kcal）	交换 份 （份）	主食类		蔬菜类		鱼肉类		乳类		油脂类	
		份	重量 （g）	份	重量 （g）	份	重量 （g）	份	体积 （mL）	份	植物 油
1 000	12	6	150	1	500	2	100	2	220	1	1汤匙
1 200	14.5	8	200	1	500	2	100	2	220	1.5	1.5 汤匙
1 400	16.5	9	225	1	500	3	150	2	220	1.5	1.5 汤匙
1 600	18.5	10	250	1	500	4	200	2	220	1.5	1.5汤 匙
1 800	21	12	300	1	500	4	220	2	220	2	2汤匙
2 000	23.5	14	350	1	500	4.5	225	2	220	2	2汤匙

注：1 kcal=4.186 kJ

由于糖尿病患者的饮食需要根据不同情况计算各营养素的配比，因此使用食物交换份的方法可以简单快速地制订食谱。对于患者而言，操作起来也非常方便，表中列出的各类食物的单位数可以随意组成食谱。

主食类食物交换份（谷类、米面类）

重量（g）	食物举例	能量 （kcal）	蛋白质 （g）	脂肪（g）	碳水化合 物（g）
25	大米、卷面、绿豆、芸豆、面粉、荞麦面、藕粉				
30	切面				
35	淡馒头				
37.5	咸面包	90	2	0.5	19
75	慈菇				
125	山药、土豆、藕、芋芳				
150	荸荠				
300	凉粉				

注：1 kcal=4.186 kJ

鱼肉类食物交换份表（含豆制品）

重量（g）	食物举例	能量（kcal）	蛋白质（g）	脂肪（g）	碳水化合物（g）
15	猪肋条肉				
20	肉松、瘦香肠				
25	瘦猪肉、猪大排、猪肝、猪小排				
50	鸡肉、鸭肉、瘦牛肉、猪舌、鸽子、鲳鱼、豆腐干、香干				
55	鸡蛋、鸭蛋	80	9	5	
70	猪肚、猪心				
75	黄鱼、带鱼、鲫鱼、青鱼、青蟹				
100	鹌鹑、河虾、牡蛎、兔肉、目鱼、鱿鱼、老豆腐				
200	河蚌、蚬子、豆腐、豆腐脑				

注：1 kcal=4.186 kJ

蔬菜类食物交换份表

重量（g）	食物举例	能量（kcal）	蛋白质（g）	脂肪（g）	碳水化合物（g）
500	白菜、青菜、芹菜、莴笋、冬瓜、黄瓜、番茄、茄子				
350	马兰头、油菜、南瓜、萝卜、茭白、丝瓜				
250	荷兰豆、扁豆、豇豆、四季豆、西兰花	80	5		15
200	蒜苗、胡萝卜、洋葱				
100	豌豆				

注：1 kcal=4.186 kJ

水果类食物交换份表

重量（g）	食物举例	能量（kcal）	蛋白质（g）	脂肪（g）	碳水化合物（g）
750	西瓜				
300	草莓、阳桃				
250	鸭梨、杏、柠檬				
225	柚子、枇杷	90	1		21
200	橙子、橘子、苹果、猕猴桃、菠萝、李子、桃子、樱桃				
125	柿子、鲜荔枝				
100	鲜枣				

注：1 kcal=4.186 kJ

乳类食物交换份表（含乳或豆类）

重量（g）	食物举例	能量（kcal）	蛋白质（g）	脂肪（g）	碳水化合物（g）
15	全脂奶粉				
20	豆浆粉、干黄豆				
25	脱脂奶粉	90	4	5	6
100（mL）	酸牛奶、淡全脂牛奶				
200（mL）	豆浆				

注：1 kcal=4.186 kJ

油脂类食物交换份表

重量（g）	食物举例	能量（kcal）	蛋白质（g）	脂肪（g）	碳水化合物（g）
9	植物油				
12	核桃仁				
15	花生米、杏仁、芝麻酱、松子	80		9	
30	葵花籽、南瓜子				

注：1 kcal=4.186 kJ

③ 得了妊娠高血压怎么办?

妊娠高血压患者胎盘早剥的发生率为正常妊娠的10倍。重度妊娠高血压患者可并发心脏病。对胎儿的影响主要表现为早产、胎儿窘迫、胎儿生长受限和死胎等。PCOS患者妊娠后发生妊娠高血压时,膳食的基本原则是保持营养均衡。

● 平衡膳食是关键

(1)控制总能量摄入,孕期体重合理增长。孕期要适当控制食物的量,不能"能吃就好"地无节制进食,根据孕前BMI水平调整进食量。

(2)增加优质蛋白质,减少脂肪摄入。鱼类、去皮禽类、脱脂奶类、大豆及其制品均是优质蛋白质的良好来源,且脂肪含量低,在补充优质蛋白质的同时不增加饱和脂肪酸摄入,鱼类和豆类可增加多不饱和脂肪酸的摄入。日常烹调少用动物油脂,以植物油代之。高脂肪含量的肉类如肥肉、肥排骨及动物的皮应尽量避免食用。

(3)减少盐的摄入,补充足够的钙、镁和锌。妊娠高血压患者要特别注意钠的摄入。钠盐摄入过多导致水钠潴留会使血压升高。建议患者每天食用盐控制在5 g以下。避免盐腌制品如咸菜、咸肉、咸蛋等的摄入。牛奶及奶制品含丰富而易吸收的钙质,是补钙的良好食物。以低脂或脱脂奶为宜。豆类、绿叶菜含丰富的镁,海产品如牡蛎等贝壳类含锌丰富,均应适量食用。

● 生活中的"含盐大户"有哪些?

我们可以量化食用盐,那隐藏在食物中的"盐"又有哪些呢?日常生活中的高盐食物主要集中在以下几类:酱和调料、咸菜和酱菜、咸蛋、熟肉制品、面制品、咸坚果、咸鱼虾等海鲜、加工豆制品、薯片和饼干类、罐头制品等。有人觉得只要平时吃得不咸,盐的摄入就不会超量，其实这并不准确，平常饮食也需要注意避免上述"含盐大户"。同时，建议大家要学会看食品包装上的营养标签，上面明确标注了每份食物或每100 g或100 mL食物中的钠含量，在选购时避免高钠食品。《预包装食品营养标签通则》中指出，每100 g或100 mL食品中含钠量≤120 mg为低钠或低盐食品，因此日常选购时可选择此类食品。

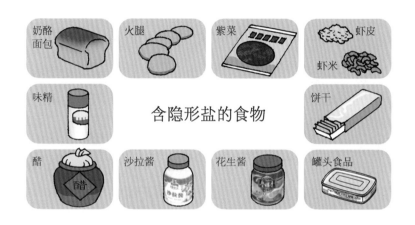

综合治疗方案包括平衡膳食、运动疗法及行为干预，不仅可以改善患者的饮食和运动习惯，还能够改善机体糖脂代谢紊乱，维持内分泌的平衡状态，同时可以补充微量元素，促进新陈代谢，增强免疫力，减轻并维持体重，提高患者生活质量。平衡膳食强调多吃粗粮，少吃精制米面；多食新鲜蔬菜、适量水果，少食加工制品；多蒸煮，少油炸。操作起来其实很简单。当然，怀孕之后遇到并发症也不要害怕，保持一个健康的心态很重要。孕前及孕期寻找营养师的帮助不失为一种明智的做法，遵从营养师的建议，根据孕期情况及时调整食谱，一定能顺利度过孕期。

十四、 运动治疗很重要

❶ 为什么要运动？

运动主要对代谢产生影响，包括脂肪代谢和葡萄糖代谢等。运动可加强肌肉细胞对能量的利用，无论是哪一种运动，只要运动就可以提高胰岛素的敏感性，增加葡萄糖的利用率，从而降低血糖。运动可以消除精神紧张，愉悦心情，放松心理，使自我感觉越来越好。经常运动可以发达心肌，改善心功能，改善脑和外周的血液循环。经常运动能增强肌力，减少脂肪组织，尤其减少内脏脂肪的分布，减轻体重。运动可以使肌肉毛细血管扩张、血流增加、微循环改善，从而降低某些癌症（如乳腺癌、结肠直肠癌）的发病风险。

（1）运动可以增加肌肉对葡萄糖的利用，促进血液循环。

（2）运动可以增加胰岛素的敏感性，减轻胰岛素抵抗，改善代谢。

（3）运动可以缓解轻、中度高血压。

（4）运动可以降低血脂，降低血栓形成的机会。

（5）运动可以改善心血管功能。

（6）运动可以增强信心，减轻紧张，提高工作效率。

❷ 有氧运动和无氧运动大不同

所谓的有氧运动是需要动用多群肌肉的适当强度的运动，即可以一边和旁边的人说话一边运动的强度。要求每次至少30分钟，如散步、骑自行车、游泳、划船等。此类运动可以引起心率加快和血压适度增加，改善心脏功能。

　　所谓无氧运动是指高强度的运动，比如短距离全速冲刺、举重、拔河、握紧一个强有力的弹簧，它会使我们的呼吸频率、血压和心率剧烈增加，是屏气、缺氧的运动。这种类型的运动也能燃烧能量，但不像有氧运动那么有益于心脏，运动不当反而损害心脏。

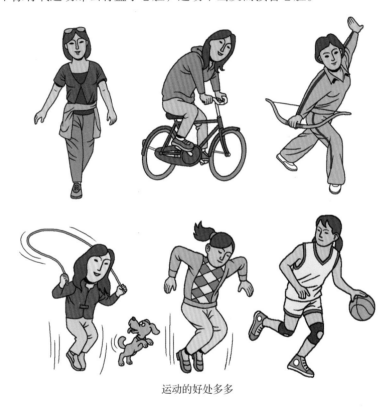

运动的好处多多

③ 最佳运动告诉你

　　运动形式很多，前提要安全有效。这里主要推荐一下步行，步行属于中等强度的运动，速度大概每秒1～2步，调整因人而异。长期、持久、有规律的步行不仅可以消耗血液中的葡萄糖和体内的能量，具有降血糖、燃烧脂肪、改善血脂、增加胰岛素敏感性等优势。另外，稳速步行还能改善肩膀酸痛和腰痛，消除精神压力，使人心情愉悦。正确的步行方式需要注意以下几点。

（1）保持看向前方10～15 m远的地方。

（2）抬起下巴，感觉头向上伸。

（3）从肩膀到手腕要有节奏地摆动。

（4）手肘略微弯曲，走步时前后摆动双手。

（5）走步时要下意识收紧腹肌，挺直背部，不宜摇晃腰部。

（6）膝盖尽量不要打弯，想象从腰部直接向前摆腿。

4 制订完整的运动方案

一个合理的运动方案主要包括以下几个因素：运动方式、耐受性、频率、时间和强度。

健身周计划表

项目\日期	跑步	仰卧起坐	青鱼计划	拉筋	腰围	臀围	大腿围 (左、右)	小腿围 (左、右)	手臂围 (左、右)	体重 (kg)
周一										
周二										
周三										
周四										
周五										
周六										
周日										

（1）运动方式：动态的、可随意走动、自由呼吸，大量肌群收缩。如平地行走、跑步机行走、健骑机或自行车、游泳、划船器或划船、

户外滑雪或滑雪器。

（2）运动耐受性：每次不少于30分钟。

（3）开始时间：任何时间，餐后1～1.5小时为最佳。

（4）运动频率：每周至少3次，最开始不要连续进行，可以逐渐增加，直到最后能每天运动至少1次。

（5）运动强度：由轻到重，心率范围保持在最快心率的70%～85%，可以用以下的公式计算，（220－年龄）×（0.7～0.85）＝心率范围。以便在运动时可以说话但不至于达到可以轻松唱歌的程度。一旦习惯一定级别的运动时，就开始增加强度，同时增加运动耐受性，由持续30分钟增加到45～60分钟。

❺ 运动也需要讲科学

准备运动之前与专业人员一起讨论和制订运动计划，做好充分的评估，避免一切不宜运动的因素，以确保运动的可行性和安全性。运动计划落实过程中，定期随访和评价各项指标，根据结果调整运动方案。

运动前后要进行热身运动和放松运动，各5～10分钟，如原地踏步、手脚伸展、转腰、踢腿、踮脚尖等，活动筋骨，预防肌肉和关节的损伤。

运动需要穿合适的鞋子和宽松舒适的衣裤。

运动有效的前提是循序渐进、持之以恒。

⑥ 抓住点滴运动机会

　　没有时间运动，或者运动有困难者请不要着急，可以充分利用日常生活中各种活动的机会来增加能量的消耗，这就给你们支招。比如，走到冰箱去拿东西而不是在沙发旁放一个6袋装的冷饮；饭后不要静坐或躺下，而是在房间里来回走动或抖动；站立的时候可以轻摇双腿，甩甩手臂，转动腰间；看电视的同时可以在跑步机上运动；不用遥控器选择电视频道，而是走到电视机前手工调台；如果体重不是太重者，可以爬爬楼梯，能比静坐和搭乘电梯消耗更多的热量；在上台阶时可尝试迈大步或者抬高膝盖登得快些；上下班放弃开车，选择乘地铁或者乘公交车；尽可能站在车厢里，而不是抢先坐下；本来去超市只要花5分钟，围着超市多走几圈再进去；如果家里养狗，鼓励你把遛狗的活承担了，陪着小狗一起跑步、散步，既有情趣，又增加了活动的机会。不要轻视散步哦，虽然它消耗的能量不多，但它是可以在一天内反复多次做的事情。

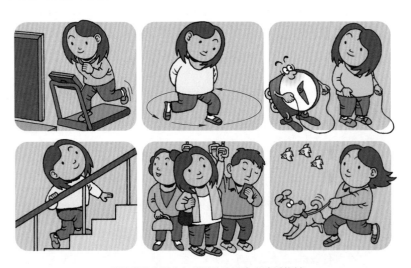

利用日常生活中各种活动的机会来消耗能量

有研究发现，每天多走1 000步将消耗209 J的热量，坚持一年，将燃烧大约75 312 J的热量，即便不改变饮食，每年能减少2.5 kg体重，将有助于平衡能量的摄入与消耗，还可以预防体重增加和糖尿病的发生。这个结果并不是鼓励大家放弃运动计划，而是激励大家在生活中创造更多的步行机会，尽可能使吃进去的和消耗掉的保持平衡。

避 免	鼓 励
冰箱不要储存太多食物	经常跑菜市场买菜
少吃甜品和加工食品	多吃天然食物
没有目标购物	列好购物清单
少乘电梯	走楼梯
少坐，不吃零食	运动+健康饮食
不用吸尘器	亲手扫地，拖地板

❼ 管理体重123

（1）从每天称体重开始：称重可以提高自己对体重增减的敏锐度。体重的增加大多和饮食的不合理有关，如果今天的体重比昨天有所增加，就可以回顾一下昨天吃了什么，在此基础上进行减量和调整。一旦明白了饮食习惯和体重的关联，就可以及时调整，使血糖得到有效的控制。因为体重每时每刻都在变化，所以称重需要相对固定在一个时间，穿同样的衣服。最佳的称重时间是在清晨起床，没喝水、没进食、排尿后，穿单薄的衣服，或者称净重。为了了解体重的变化，摸索出变化的规律，建议将每天的数值记录在本子上，然后制作图表，贴在冰箱或者醒目的墙壁上，使自己了如指掌，以便督促自己长期坚持。

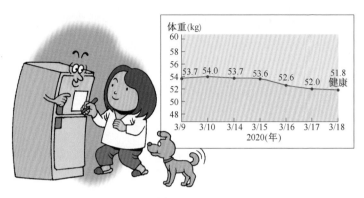

制作体重变化图表

（2）避免发胖跟我做

· 按照3：4：3的比例分配三餐的量。

· 每一口饭菜下咽前都咀嚼至少30下。

· 每餐的荤素搭配要均衡，不要挑食，不偏食。

· 不喝含糖饮料，不吃冷饮。

· 不吃含糖较多的食品，不吃油腻、油炸食品。

· 晚上8点之后不再进食。

· 晚上11点前上床睡觉，不要经常熬夜。

· 尽可能减少精神压力。

· 尽可能增加活动机会，定期有规律地运动。

· 保持良好的心理状态，调整好自己的情绪。

（3）匀速减重是关键：减重的速度不宜快，如果在短时间内减重的话，体重即使下降也会反弹，不利于持续稳定地控制体重。另外，由于体重短时内过快下降，会导致肝脏蓄积的中性脂肪快速减少，由此机体就会立即进行内部调整，四肢的脂肪快速聚集到肝脏，导致减肥性脂肪肝，因此得不到理想的效果，更可能带来新的问题。

　　一般认为，体重在70 kg以下的人，每个月减少体重500 g以内为宜，体重在70 kg以上者，建议每个月减重1 kg以内为宜。因人而异，自己摸索和调整。原则是持续渐进性减重，匀速减肥才是成功减肥的关键。

十五、心理行为干预助力疾病控制

① 心理行为干预真的有必要吗?

如今,现代女性都对自身形象比较关注,身体形象与心理问题的严重程度有密切联系。PCOS作为一种慢性疾病,对患者的生活和心理会造成不同程度的影响,月经失调、肥胖、不孕、痤疮,各类并发症的风险和长期诊治的费用问题等都可能造成心理压力,久而久之转化为精神压力。其中长期不孕可能是加剧心理问题的最重要因素。焦虑、精神抑郁、缺乏自信心等不良情绪,普遍存在于PCOS患者中。而这些抑郁、焦虑等不良的心理问题又会通过影响下丘脑-垂体-卵巢轴,干扰正常内分泌功能,导致排卵功能障碍,月经稀发甚至闭经,进一步加重PCOS的病情。

随着医学模式从生物-医学模式向生物-心理-社会医学模式的转换,人们已经认识到精神、心理因素、日常生活因素与PCOS的发展密切相关。所以,PCOS不仅是医学问题,也是社会心理问题。心理健康管理在PCOS治疗中尤为重要,重视PCOS患者的抑郁及焦虑情绪或能够预防并发症,以及提高PCOS不孕的诊治效果。

② 如何判断治疗时机?

PCOS一经诊断,每位患者都需要常规进行抑郁和焦虑症状的筛查,并且应定期筛查。从自评量表得分结果中识别疑似抑郁症或焦虑障碍的患者,转诊至心理科,通过专业的评量表及诊断量表确诊,使其得到及时的干预。

　　对焦虑或抑郁症状的评估包括对危险因素、症状和严重程度的评估。可以通过初步的自我判断来发现问题。在过去2周内，您多久会被以下问题困扰一次？

　　（1）情绪低落、沮丧或绝望？

　　（2）做事没有兴趣或乐趣？

　　（3）感到紧张、焦虑或不安？

　　（4）无法停止或控制焦虑？

　　如果有任何一个答案是肯定的，则需要进一步筛查，通过专业医生或咨询师完成健康问卷（PHQ）或广泛性焦虑障碍量表（GAD7），准确评估风险因素及症状，并在必要时进行心理干预或药物治疗。

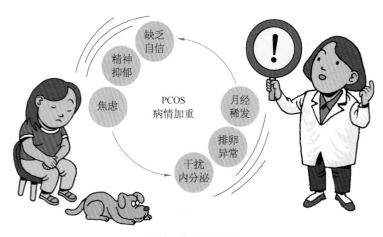

及时心理干预很必要

❸ 有哪些方法可以采用？

　　与非PCOS女性相比，PCOS女性患抑郁症和焦虑症的风险更高。情绪不稳定是患PCOS后普遍存在的情绪反应，主要表现为紧张、焦虑、抑郁和愤怒等，同时可能出现主观感觉异常、记忆减退、思维判断力下降等情况。所以PCOS患者在接受药物治疗的同时，缓解焦虑、抑郁等负面心理，提高遵医行为，将有助于PCOS的治疗。

那么发现自己有以上情况时，该去找谁呢？什么时候该看心理医生？什么时候又该去找心理咨询师呢？当出现抑郁症或焦虑症，或者长时间感到无助、无望、悲伤，且觉得事情越来越严重，时常处于崩溃边缘，情绪出现明显障碍时，就应该去看心理医生。若只有心理冲突而无具体行为改变，可以寻求心理咨询师的帮助。

在日常治疗中，全面了解PCOS的病因、特点、防治方法等相关知识，纠正错误认知，提高对疾病的认知水平，增强家庭支持及多了解成功案例，主动、积极配合治疗，重新认识自我和疾病的影响，建立并坚持正确的生活行为方式，最终重获信心，促进康复。

十六、个体化、综合药物治疗策略

① 一定要用药吗?

"感觉患PCOS除了月经有点紊乱外,好像对我的生活也没有太大影响,医生说这个病跟不良生活方式关系密切,那我是不是只需要注意纠正生活方式,就不用吃药了?"确实,不良的生活方式是导致PCOS发生和发展的重要诱因,而近年来生活方式干预在治疗PCOS中的重要性已经得到了广泛认可,国内外指南均将生活方式干预作为PCOS的治疗基石,但是单单生活方式干预不能解决PCOS患者的所有问题,因此针对PCOS的近期和远期治疗目标,早期合理的用药也是非常必要的。

对于超重或肥胖的PCOS患者,体重减轻5% ～ 10%后可以降低血液中胰岛素水平,也能改善月经不规律的情况,甚至恢复排卵,更重要的是能够极大增强患者的自信心。但是并非所有超重或肥胖的PCOS患者经过调整生活方式都能达到相应的减重目标,所以在干预3 ～ 6个月无效时必须积极配合药物治疗。对于非肥胖的PCOS患者,合适的生活方式如减脂增肌能起到一定改善代谢和高雄激素血症的作用,但这对于降低体内雄激素或改善高雄激素血症导致的临床表现及高胰岛素血症/胰岛素抵抗相关的代谢异常、助孕等目标的实现可能仅仅起到辅助作用,在合适的时机选用相应的药物治疗非常必要。

所以,根据不同的PCOS临床表现,医生会为你制订个性化的治疗方案,谨遵医嘱,及时诊治,才能将各种危害扼杀于摇篮之中。

② 需要终身用药吗？

"PCOS要治疗多久？这个病需要终身用药吗？"这个问题是很多刚刚被确诊为PCOS患者最想知道的，不过，我们真的无法简单地用"是"或者"否"来回答这个问题。

严格说起来，PCOS是伴随妇女一生、不能治愈的疾病，在不同年龄阶段的临床表现可谓五花八门，有的患者是"大姨妈"时来时不来，有的是痤疮反复不愈，有的是求子失败，有的是年纪轻轻就出现肥胖和糖代谢异常……究其原因，是由于PCOS的发病机制非常复杂且并不明朗，众多因素错综纠缠。疾病处于什么阶段、患者的基因背景如何、哪种致病因素占主导等问题决定了临床表象上的变化多端。

虽然目前PCOS的确切病因尚不明确，但与生活方式密切相关是肯定的，因此，遵循健康的生活方式是PCOS患者治疗的基石，要终身坚持。在健康生活方式干预的基础上，根据不同时期需要达到的不同治疗目标决定具体的用药，以及用药的具体疗程，制订符合自身情况的近期和远期治疗目标。简单来说，近期目标一般包括调整月经周期、抗高雄激素血症及其相关的临床表现（多毛症、痤疮和脱发）、控制肥胖和代谢紊乱等；远期目标主要指预防各种代谢性疾病、心脑血管疾病及子宫内膜癌等。

在日常诊疗过程中我们发现，初诊或是有生育需求的患者往往治疗比较积极。而短期没有生育需求的或者患病有一段时间的患者治疗积极性会略差些，导致病情反复或者不断进展，从开始只是月经不调，无关痛痒，后期逐渐出现糖尿病等代谢性疾病，甚至是心血管疾病。有的患者不打算怀孕，不来月经也不当回事儿，反而觉得不来月经轻松极了，但你可能不清楚长期的不排卵状态会增加子宫内膜癌风险，这些危险都会在不经意间找上你。

所以，对于已经确诊为PCOS的患者，绝对不可以抱有任何侥幸心

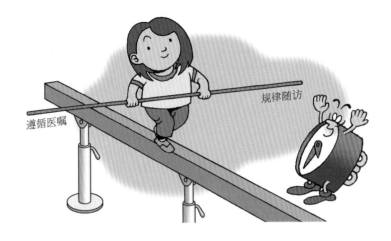

理，而是应该遵循医嘱，规律随访，无论是近期还是远期治疗目标的达成，无一不需要长期的随访跟踪，早发现、早控制才能遏制疾病的发展，将疾病的危害降到最低。

③ 小姑娘能用避孕药吗？

年纪轻轻，没有性生活也没有避孕的需求，但是医生给我开了口服避孕药，这能吃吗？吃了避孕药会发胖吗？会影响以后怀孕吗？相信很多PCOS患者或者患者的家属心中都会有这个疑问。

月经不规律和高雄激素血症是PCOS患者的两个主要表现，也是患者来就诊的主要诉求。对于无生育要求的患者，短效口服避孕药（COC）在改善排卵障碍性月经失调、抑制过高的黄体生成素（LH）、预防子宫内膜增生及治疗高雄激素血症等方面均可以发挥很好的作用，所以避孕药的作用并不仅仅是避孕这么简单哦，它在PCOS的治疗中有非常重要的地位，即使是对于无避孕需求的患者也是一样的！

从1960年第一个口服避孕药在美国上市至今，它的品种不断丰富（长效、短效、速效），其中短效避孕药也经历了从第一代到第四代的不断改进，雌激素的含量逐渐下调，孕激素的活性越来越强且更接近天然黄体酮，这些改变使其有效性和安全性得以更好地被平衡。常用于PCOS治疗的短效避孕药成分见下表。

第3～4代常用短效避孕药成分

	商品名	炔雌醇（μg）	孕激素及含量（μg）
	妈富隆	30	去氧孕烯/150
第三代	敏定偶	30	孕二烯酮/75
	达英35	35	醋酸环丙孕酮/2 000
第四代	优思明	30	屈螺酮/3 000
	优思悦	20	屈螺酮/3 000

短效避孕药用作调节月经时，通常建议患者在月经周期第3～5天开始服用药物，连续服用21～22天，停药后2～3天来月经，月经第3～5天再开始下一疗程，一般连续应用3～6个周期，停药观察，可反复使用。优思悦是最新一代短效口服避孕药，由于采用了活性药片和无活性药片"24+4"的模式，可连续不间断使用。达英35中的环丙孕酮抗雄激素作用比较强，常用于治疗高雄激素血症导致的痤疮、多毛症或脱发，但可能需要使用更长疗程（痤疮3个月以上，多毛症6个月以上，脱发更长），并且在症状改善后建议维持治疗3～4周。由于达英35可能有潜在的糖皮质激素作用，现不再推荐作为首选用药。相比达英35，第四代药物的优势在于保持较强的抗雄激素作用的同时对患者的糖脂代谢紊乱影响很少，被推荐用于有高雄激素血症且合并糖脂代谢紊乱的PCOS患者。

需要注意的是，口服避孕药对凝血功能及肝功能有影响，出现或既往有静脉血栓的患者禁止服用此类药物。同时，避孕药对代谢指标的影响一直存在争议，因此，用药期间要注意监测血糖、血脂的变化情况，尤其是已经合并代谢性疾病的PCOS患者。

对于月经周期不规律的PCOS患者，每次在用药调经前做病因鉴别也是不能忘的, 尤其是不规律排卵的患者, "4个月不来月经, 来医院检查发现是早孕", 这个"bug"临床医生碰到真的不是一两次。通过评估明确患者的状态, 也是合理给予调经药物的基础, 如果患者内膜比较薄, 雌激素偏低, 除了短效口服避孕药之外, 还可以给予雌孕激素序贯治疗, 如果患者内膜有足够厚度同时无明显高雄激素血症, 可以给予周期性孕激素治疗。中医药在调节月经方面也有比较好的效果。有些患者的月经紊乱是受心理因素 (如焦虑、抑郁等状态) 影响, 可以找心理学专家帮助, 去除不良情绪带来的影响。

④ 避孕药会让我变胖吗?

都说PCOS患者要减重, 医生怎么还给我吃避孕药呢? 这不是激素药吗? 不是会让我越来越胖吗? 关于避孕药会变胖的谣言已经深入人心, 其实是大家误会它了。

短效口服避孕药属于性激素, 一听到"激素"很多人自然就联想到了"肥胖", 这种对"激素"的固有印象来源于临床中对糖皮质激素的应用。确实长期大量应用糖皮质激素可能会导致肥胖、满月脸、水肿、糖尿病等不良后果。短效口服避孕药的主要成分是雌激素与孕激素, 虽然这是人工合成的, 但是其作用与人体自身分泌的激素是一致的, 而且它们也可以像人体内的天然激素一样代谢, 并不会长久地堆积在体内。同时, 随着医学的进步, 短效口服避孕药中的雌激素含量已逐渐降低, 是公认的安全剂量。

但依然会有患者说, 可我就是胖了呀! 其实这种服用复方口服避孕药后发生的体重增加, 并不是真正意义上的"肥胖", 只是因为水、钠潴留, 通俗地说, 就是体内多余的水分未能排出体外, 导致体重增加, 并不是脂肪组织的增长所致。但仍须注意, 使用避孕药的确会增加食欲, 甚至有时会改变血脂水平, 所以在服用避孕药的情况下, 注意控制自己的饮食, 切忌放开肚子大吃大喝。在医生的监管下, PCOS

患者可以放心地服用短效口服避孕药。

⑤ 降低雄激素的其他方法

PCOS患者多数存在高雄激素状态，虽然东方人不像西方人外在表现明显，但是，嘴唇周围根根分明的"小胡须"，或者明明已经过了青春期，脸上依旧此起彼伏地长痤疮，或者一头乌黑亮丽的头发变得稀稀疏疏，这些问题也时常困扰相当一部分患者。

如前所述，短效避孕药是目前临床上改善高雄激素血症或状态的主要手段，除此之外，我们还可以用其他一些抗雄激素的药物。

（1）螺内酯（安体舒通）：原本是一种利尿剂，但后来研究发现它可以通过拮抗雄激素受体阻断雄激素的作用，同时还可以抑制雄激素的产生和抑制将雄激素从弱变强的两种转化酶，因此，被用于治疗PCOS的高雄激素血症。用这个药需要在医生指导下，小剂量逐渐开始，建议在早晨服用此药，以减少因夜间排尿次数增加而影响睡眠质量。用药期间需要定期监测血压、心率、复查电解质，伴有高钾血症、肾功能不全、肝功能不全、低钠血症、酸中毒的患者禁用此药。

（2）非那雄胺：它可以抑制雄激素在组织局部从弱向强的转化，不影响雄激素的合成，用于女性的经验较少。

（3）扶他胺：它是雄激素拮抗剂，就是利用自己与雄激素（双氢睾酮）的结构类似，通过"鸠占鹊巢"的方式影响真正的雄激素发挥作用。

无论使用何种抗雄激素药物，均须在医生的指导和处方下进行，切忌不可自行用药。

PCOS患者多数存在胰岛素抵抗，而胰岛素抵抗及代偿性的高胰岛素血症在高雄激素的形成中扮演了重要角色，因此，通过提高胰岛素敏感性来改善高雄激素血症或高雄激素的临床表现也是行之有效的重要手段。临床上常用的具有胰岛素增敏作用的药物有二甲双胍、吡格列酮等，将在之后的章节中详细描述。

对于多毛明显的患者，除了上述药物治疗，还可以采用物理或化学的辅助治疗方法：① 化学脱毛剂，13.9%依洛尼塞外用乳膏，主要用于治疗面部多毛症，持续外用能够可逆性地减缓70%多毛患者的面部毛发生长速率，明显改善面部多毛的困扰；② 物理方法，如拔毛/剃毛法、激光脱毛等。

对于痤疮患者，也可以同时从以下几个方面来努力或干预：① 调节生活方式，管住嘴，限制辛、辣、甜、腻等易于诱发或加重痤疮的食物，避免熬夜，保持规律的作息，保持面部皮肤的清洁，但切忌过分清洗，避免用手挤压；② 口服异维A酸，异维A酸被认为是目前抗痤疮药物中最为有效的一种，其主要作用是抑制皮脂腺的脂质分泌，改善毛囊厌氧环境以减少痤疮丙酸杆菌的繁殖，达到抗炎和预防瘢痕的作用。推荐从每天0.25～0.5 mg/kg开始使用，目标剂量是每天60 mg/kg，在痤疮消退且没有新发之后开始逐渐减量。当然异维A酸也可以局部涂抹，主要用于轻度痤疮，但是异维A酸具有致畸性，所以服用此药的患者在用药期间及服药前3个月和服药

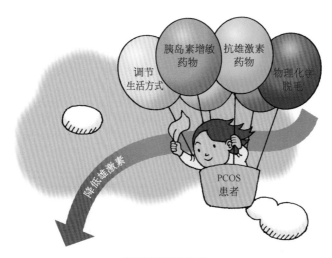

降低雄激素方法多

后1年内应严格避孕。另外，口服用药时注意监测肝功能；③ 抗生素，可以明显抑制痤疮丙酸杆菌，抑制炎症，可口服或外用，需遵医嘱，不可盲目使用；④ 锌制剂、中药；⑤ 物理治疗，如光动力疗法、激光治疗和果酸疗法。

雄激素性脱发会随着病程的进展越来越加重，治疗越早，疗效越好。治疗方法包括内用药物、外用药物和毛发移植。口服的药物主要是抗雄激素类药物，如前所述。外用药物主要有米诺地尔，它是局部外用药物，严禁口服。使用米诺地尔会出现一个脱发期，大约在用药后第10～20天，但这属正常现象。因为它会加快头发的生长周期，使一些即将脱落的头发提前到达脱落期，同时加速处在休止期的头发生长，所以在此期间会出现大量的掉发，不必担心。当然也要注意生活方式的调节，保证充足的睡眠时间，不熬夜，保持科学规律的作息习惯。

⑥ 处方糖尿病药是因为有糖尿病吗？

医生经常会给PCOS患者开二甲双胍这个药，很多患者会疑虑重重，这不是我爸爸吃的糖尿病药吗！可是我没有糖尿病为啥也要吃呢？医生是不是搞错了啊？

其实PCOS不单纯是妇科疾病，胰岛素抵抗和高胰岛素血症是其发病的重要机制，它们与高雄激素血症、卵泡发育异常等PCOS的主要异常表现都有着密切的关系，或直接或间接对疾病的发生和发展起着重要的促进作用，因此针对胰岛素抵抗和高胰岛素血症的治疗是PCOS的核心治疗手段。

众所周知，胰岛素抵抗和高胰岛素血症也是糖尿病等代谢综合征的重要发病基础，这就是医生为什么用"糖尿病药"来治疗PCOS，也是为什么PCOS患者特别容易发生糖耐量受损、2型糖尿病、血脂异常等代谢性疾病的原因。因此，当PCOS患者初次就诊时，虽然你的主诉可能是月经异常和多毛症、痤疮，但是医生会开"一堆检查"进行全面的代谢风险评估，比如进行葡萄糖耐量试验等。如果发现患者存在胰岛素抵抗，就会给予患者"类似糖尿病"的治疗建议，如要求患者饮食控制、运动和减肥，如果程度比较明显或有医生认为需要联合药物治疗的情况时，会给患者开具改善胰岛素抵抗的药物，如双胍类（二甲双胍）和噻唑烷二酮类（吡格列酮、罗格列酮）等，现在已经有越来越多的证据证明，这些药物能够降低 PCOS 女性的胰岛素水平，还可减少卵巢雄激素的产生，并在一定程度上恢复正常的月经周期和排卵。当然，如果你已经处于糖尿病前期或患有糖尿病了，这些药物还能同时兼顾控制血糖，甚至可能逆转比较早期的糖尿病。所以如果你正在使用这类药物，请放心继续在医生的指导下使用，切勿自行停药，以免影响治疗效果。

关于生活方式如何调整，前面已经有专门的章节给大家做了介绍，下面就把临床上用于 PCOS 患者改善胰岛素抵抗/控制血糖的药物做个简单介绍，要提醒的是，目前这类药物虽然没有把 PCOS 列为适应证，但是这些药物用于 PCOS 患者的治疗已经有很多年比较肯定的经验，尤其是二甲双胍，积累了大量的证据，安全性也很好。噻唑烷二酮类药物仅次之，之后几种药物疗效证据也日益增多，但目前仍缺乏大样本的随机对照研究。

（1）二甲双胍：二甲双胍是目前最常用的胰岛素增敏剂，它可以增加组织（脂肪、肌肉等）对葡萄糖的利用率，抑制糖异生和肝糖原输出，延缓小肠对葡萄糖的吸收。已有很多研究显示，除了作为降糖界的一线小能手，它还可以帮助控制体重、改善高雄激素血症，有诱导卵泡发育成熟、使月经规律、增加排卵率和妊娠率的作用。对于单纯生活方式干预效果欠佳，且合并胰岛素抵抗或糖代谢异常的 PCOS 患者，可以加用二甲双胍治疗。一般建议从小剂量开始逐渐递增，最佳剂量为每日 2 000 mg，在餐中或餐后立即服用来减少胃肠道的不适反应。

如果存在肾功能不全、需要药物治疗的充血性心力衰竭和其他严重的心肺疾病、严重感染或外伤、对二甲双胍过敏等不适合使用的情况，请避免服用。

二甲双胍最常见的不良反应是胃肠道反应，如腹泻、恶心、口中金属味，不是太严重的患者一般2周左右可以缓解，甚至消失，因此，不要轻易放弃二甲双胍哦！

（2）噻唑烷二酮类：吡格列酮与罗格列酮是目前我国临床上常用的噻唑烷二酮类抗糖尿病药物，它们是比较早的真正"为改善胰岛素抵抗而生"的药物，不仅可以提高脂肪细胞、肝细胞及骨骼肌细胞对胰岛素的敏感性，还能够改善血脂代谢、抗炎、保护血管内皮细胞功能。目前，也有大量研究证实，这些药物在改善PCOS患者高雄激素血症、月经异常和排卵障碍方面具有卓越表现。此药可以单独使用或与二甲双胍联用，联用疗效可能更好。

在服用噻唑烷二酮类药物时需要避孕，若有怀孕计划须及时告知医生。有心脏疾病、骨密度减低或骨质疏松的患者不推荐服用。不建议18岁以下未成年人使用。

（3）阿卡波糖：阿卡波糖的主要作用是减少糖类在小肠中的吸收，降低餐后高血糖，比较适合以碳水化合物为主要饮食结构的亚洲人，且胃肠道副作用较二甲双胍相对轻。近些年的研究也显示，此药可以改善胰岛素抵抗，降低餐后胰岛素水平，改善肠道菌群，控制体重，也可以改善PCOS的高雄激素血症和排卵异常，推荐剂量是每天150 ～ 300 mg，在用餐前即刻吞服或与第一口食物一起咀嚼服用。

如果对阿卡波糖成分过敏，有明显的消化和吸收障碍的慢性胃肠功能紊乱者，有严重的疝气、肠梗阻、肠溃疡及严重的肾功能损害者则禁用此药。

（4）胰高血糖素样肽-1（GLP-1）受体激动剂：GLP-1是一种肠道产生的多肽，能够促进胰岛素分泌，减轻炎症反应。GLP-1受体激动剂通过抑制胃肠蠕动，降低食欲，增加胰岛素的敏感性达到降糖、减轻体重的作用。在超重/肥胖PCOS患者中应用GLP-1受体激动剂控制体重更优于二甲双胍。另外，此类药物对于改善PCOS患者的月经周期、排卵率和雄激素水平也有很多小样本的数据支持。还有研究显示，它可以减少内脏脂肪，改善脂肪肝。因此，对于有减重需要或合并糖代谢紊乱、脂肪肝的PCOS患者，如果使用二甲双胍控制不佳或二甲双胍最大剂量无效者可以考虑使用。使用时如果出现胃肠道反应，如恶心、呕吐、便秘和腹痛等，在治疗数日或数周后会逐渐减轻。

使用过程中如果有严重胃肠道反应或类似胰腺炎症状发生，请及时告知医生，考虑停用。对其中成分过敏、1型糖尿病、糖尿病酸中毒、多发性内分泌腺瘤病2型、有甲状腺髓样癌既往史或家族史的患者禁用。

（5）盐酸小檗碱（黄连素）：黄连素——一个传统意义上治疗腹泻的抗炎药物被越来越多的研究证实有改善全身及卵巢局部胰岛素抵抗、调节血脂、降低血糖的作用，因此逐渐被用于糖尿病的治疗，其能够改善胰岛素抵抗的相关机制研究还在不断深入探索中。目前，已经有小样本的研究发现，小檗碱对PCOS患者的胰岛素抵抗、代谢和内分泌紊乱均有较好的改善效果，并且可以提高患者的自发排卵率。

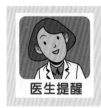

不良反应较轻，偶有恶心、呕吐等。对本品过敏、溶血性贫血、葡萄糖-6-磷酸脱氢酶缺乏、妊娠3个月内禁用。

随着病情的发展，PCOS患者可能会出现糖代谢异常，如糖尿病前期或糖尿病，但是也不必太过焦虑，在合理的治疗后，有很大一部分患者的病程是可以逆转的，可从糖尿病回到糖尿病前期，或者从糖尿病前期回到正常糖代谢状态，因此，PCOS患者定期进行相关代谢问题的筛查非常重要，只要能及早发现糖代谢异常，不管是糖尿病前期还是糖尿病，积极科学地遵照医生嘱托进行控制（包括生活方式的改善和必要的药物治疗）就有"翻盘"的机会。

7 颈部黑斑有办法改善吗？

经常有胖胖的PCOS患者在就诊时撩开披肩长发，焦急地问医生有没有办法去除脖子后面黑色的斑块。

颈部出现黑斑的现象被称为黑棘皮病，在肥胖的PCOS患者中较为常见，严重影响了患者的美观和生活。但黑棘皮病并不可怕，也绝非不能治疗，它与体内过多的胰岛素密切相关，是胰岛素抵抗典型的皮肤表现，可见只要纠正了体内的高胰岛素血症，外在的皮肤问题就会迎刃而解。在药物治疗方面，局部外用的药物作用有限，治疗的关键就在于去除病因。在低热量、低脂、高纤维素饮食及减脂增肌运动积极减重基础上，配合适当的胰岛素增敏剂（如二甲双胍等），增进胰岛素敏感性，纠正胰岛素抵抗，改善高胰岛素血症，相信不久之后，脖子上的皮肤就会恢复往日颜色。

⑧ 年纪轻轻就离不开降压药了吗？

PCOS患者因存在高雄激素血症和高胰岛素血症，可直接导致大血管损伤、交感神经兴奋性升高，引起高血压；同时高胰岛素血症可引起糖、脂代谢紊乱，导致肥胖，影响血液黏度，随之引起高血压。因此，PCOS患者虽然年纪轻轻，30岁后高血压发病率达同龄人的3～5倍，通常以收缩压升高为主。如果被诊断为PCOS，记得要常常监测血压哦。

首先，生活方式干预在任何时候都是合理且有效的治疗，减少钠盐摄入，增加膳食中的钾摄入，如多吃新鲜蔬菜、水果和豆类等，控制体重，彻底戒烟，不饮或限制饮酒，每周保持中强度运动4～7次，可起到降低血压和心血管并发症的风险。若生活方式干预无法将血压控制到正常水平，则须找医生协助，适当加用一些能兼顾控制血压、改善代谢和高雄激素血症的药物，如安体舒通，既能降低雄激素，又能兼顾血压。但一定要注意，这类药物一定要在医生指导下应用，并注意肾功能及血钾的监测。通常PCOS患者血压的控制目标是130/80 mmHg，如果同时合并糖尿病、高脂血症等，血压控制就更为重要

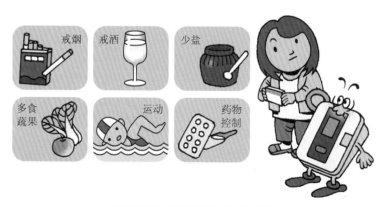

通过生活方式干预来降压合理且有效

了。因此，即使得了高血压也不要太紧张，只要定时监测，积极配合，医生会根据合并症选择有针对性的药物，进行个体化治疗，有效控制血压，预防心脑血管并发症的发生。

⑨ 靠饮食控制能解决高血脂吗？

PCOS患者不仅存在糖代谢紊乱，而且也常常伴有血脂异常，后者的比例大约在70%。在PCOS患者中，高雄激素血症和高胰岛素血症诱导肝脏脂解酶活性增强，使血中甘油三酯、低密度脂蛋白升高，高密度脂蛋白降低。如果PCOS患者合并脂代谢异常，其治疗可能是长期的，医生会根据不同的危险分层制订合理的血脂控制水平及个体化的血脂控制方案，包括从强化饮食干预到适当联合调脂药物。常用的调脂药物有他汀类、贝特类和烟酸类，医生会根据患者血脂谱的异常水平和特点来选用。

降脂治疗的主要目标是降低甘油三酯、低密度脂蛋白，升高高密度脂蛋白。他汀类药物以降胆固醇水平为主，经常作为首选，当然，如果患者甘油三酯水平比较高，则优选贝特类。他汀类药物除了具有降低血脂的作用外，还有抗氧化的作用，从而对体内的慢性低度炎症有抗炎作用。此外，他汀类药物还能够减少睾酮生成的原料，从而达到降低雄激素的目的，减少高胰岛素血症导致的子宫内膜增生和异常激素合成。如果患者有心血管疾病家族史且存在血脂异常，在没有禁忌证的情况下可以考虑尽早使用他汀类药物。

当然，血脂的控制离不开健康的生活方式，在使用一段时间调脂药物后，也不能因为血脂水平正常而放松对饮食的控制，更不能一看到血脂在参考范围以内了就盲目停药，需要将"控制食物脂肪与饱和脂肪酸的摄入、适度运动"作为生活习惯来保持，并且按照医嘱定期复查血脂，由医生来决定何时停用，否则好不容易正常的血脂又要反弹了。

⑩ 脂肪肝有药吃吗?

　　非酒精性脂肪性肝病（NAFLD）是脂肪肝的一种临床类型，在PCOS女性中非常普遍，影响15%～55%的女性。随着能量过剩及生活方式的改变，NAFLD已经在我们生活中成为一种常见疾病，得了PCOS又存在NAFLD，这仅仅是巧合吗? 目前研究表明，PCOS与NAFLD关系密切，PCOS患者发生脂肪肝风险要高于年龄和体重匹配的非PCOS人群。尽管脂肪变性的程度不同，PCOS患者中发生肝酶异常的并不常见。PCOS和NAFLD在病因上主要与肥胖及胰岛素抵抗有关，此外，NAFLD也可以通过一些细胞因子，如瘦素、脂联素、TNF-α等加重胰岛素抵抗的程度，进而增加PCOS患糖尿病等其他代谢性疾病的危险，对PCOS的发展有推波助澜的作用。所以，需要密切注意是否存在脂肪肝，并积极预防脂肪肝的发生，千万不要轻视了对脂肪肝的治疗!

　　非常明确的是，饮食和运动是绝大多数NAFLD患者最重要的预防和治疗手段，体重减轻的多少与脂肪肝的改善程度直接相关。除了上述措施以外，必要时还需要在医生的指导下使用药物治疗。但是很不幸，迄今尚无有效的针对NAFLD特异性的治疗方法。二甲双胍和噻唑烷二酮类胰岛素增敏剂可以通过改善胰岛素抵抗而间接改善NAFLD。抗氧化剂维生素E可以改善肝脏细胞的脂肪样变，但尚没有坚实的证据证明维生素E可以延缓肝纤维化和肝硬化的发生。对于合并血脂异常的患者，ω-3脂肪酸和他汀类药物是一种可以选择的治疗手段，两者都具有调节血脂紊乱、抗炎、抗氧化的作用，对减轻肝脏脂肪负担、缓解肝细胞炎症状态有帮助。

⑪ 没发痛风，尿酸高还要治吗?

　　大多数人害怕痛风，因为它会让"关节红肿、疼痛，无法走路，无法入睡，关节变形活动受限"，可对于高尿酸血症——这个真正引起痛风的幕后黑手，人们却常常不以为然。其实，大家所认识的痛风更多的是痛风性关节炎的表现。确实，不是所有的高尿酸血症都会引起急慢性痛风发作，高尿酸血症也并不等同于痛风，但是，尿酸水平越高、高尿酸持续的时间越长，则发生痛风性关节炎、痛风性肾病、尿酸性肾结石、慢性肾脏衰竭的可能性就越大。同时，过高的尿酸水平会加剧动脉粥样硬化，损伤血管，所以很多高尿酸血症患者虽然没有发展为痛风，但它仍然与糖尿病、冠心病、高血压、高脂血症等疾病密切相关，所以痛风和高尿酸血症的患者都需要长期随访，及时治疗。

高尿酸血症的形成与饮食息息相关。饮食习惯的改变是治疗的基础，患者需要注意选择低嘌呤食物（每100 g食物含嘌呤小于25 mg），尽量避免动物内脏、高果糖饮料和酒精的摄入，减少红肉、肉汤、海鲜的摄入，尽量选用低脂食物和新鲜蔬果。已有研究认为，血尿酸的形成只有20%是通过食物直接摄入的，其余均为体内自身合成，饮食控制可降低的尿酸水平是有限的，因此，对于严格饮食管理后尿酸仍

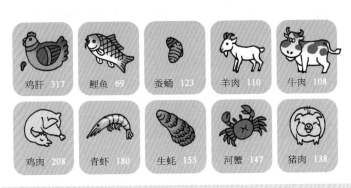

| 鸡肝 317 | 鲤鱼 69 | 蚕蛹 123 | 羊肉 110 | 牛肉 108 |
| 鸡肉 208 | 青虾 180 | 生蚝 153 | 河蟹 147 | 猪肉 138 |

医生提醒

1. 肉类食材在烹饪前，先用开水焯1～2分钟。
2. 将一天的肉分成三餐吃，别一顿都吃掉。
3. 水煮后的肉汤不要喝。

10种动物性食物嘌呤含量对照（单位：mg/100 g）

然居高不下者,就需要长期服用药物控制。主要的治疗药物包括别嘌呤醇、苯溴马隆和非布司他。是否启用降尿酸治疗及使用哪种药物需要结合患者的尿酸水平高低、是否有痛风病史、是否痛风正在发作、是否合并泌尿系结石、是否合并心血管危险因素等进行综合判断。应根据医生建议用药,千万不能擅自购药服用,否则会带来严重的不良反应。

⑫ 还有什么方法可以帮助减重?

肥胖与PCOS的发生和发展密切相关,减重更是伴有肥胖的PCOS患者非常行之有效的治疗手段。但是对于很多减肥中的患者,最大的困惑可能是"喝凉水都胖"的无奈吧。想想那些辛酸的场景:朋友聚餐看着一桌美食要强忍,夏天看着别人烧烤加啤酒要强忍,冬天坐在火锅前闻着肉香嚼着蔬菜要强忍,然而忍了又忍换来体重秤上的"欢心"一不当心就又被打回原形,真是"压力山大"啊。临床试验证实,饮食、运动和药物的综合治疗可以使患者在短期内减轻体重,但是一旦停止治疗,多数人体重会反弹,仅有不到20%的肥胖患者可以在之后的5~15年维持良好的体重,因此,长期在饮食、运动等方面做出持久努力是唯一的选择。

改变生活方式是控制体重的王道,主要包括合理的饮食和适度的运动(在之前的章节中已经重点介绍),可是并不是所有人都可以幸运地达到理想体重。对于PCOS患者来说,如果经过运动和饮食控制还是不能有效地降低体重时,不要沮丧,也不要放弃,可以使用一些药物进行辅助治疗,不过大家要注意,药物只是辅助,任何吹嘘"不控制饮食、不运动就能保证减重"的方法都是不负责任的。下面就给大家介绍几种临床常用的辅助药物。

(1)脂肪酶抑制剂(奥利司他):过多的脂肪摄入是肥胖发生的原因之一。正常饮食中的脂肪需要先经过肠道中脂肪酶的帮助才能被分解和吸收，如果摄入脂肪过多，脂肪就会囤积于体内，引发一系列不良后果。

奥利司他是一种脂肪酶抑制剂，这种药物通过竞争性抑制胰腺、胃肠道的脂肪酶，进而抑制食物脂肪在肠道中的分解和吸收，因此被称为非中枢作用的减肥药，适用于肥胖和超重的PCOS患者，包括那些已经出现肥胖相关并发症患者的长期治疗。与饮食结合使用，可以减轻体重，维持减重效果，减少内脏脂肪含量，改善高胆固醇血症、糖调节异常和高胰岛素血症等。

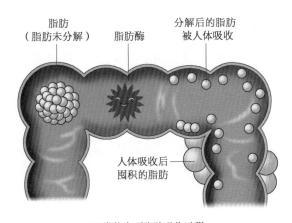

正常状态下脂肪吸收过程

注意：慢性吸收不良、胆汁淤积或者对奥利司他中的任何成分过敏者，请不要使用！另外，服用奥利司他可能会引起排便次数增多，看到"排油"似的大便，甚至脂肪泻、大便失禁，这与食物中所含脂肪的多少相关。低脂饮食可以减少上述反应，服用时要注意补充复合维生素，尤其是脂溶性维生素。

（2）二甲双胍：二甲双胍是一种降糖药，有人戏称它为"神药"，是因为它有多样的治病潜力，如减肥、抗衰老、抑制肿瘤等，但其中很多作用仍在研究探索中，尚未明确，包括控制肥胖，所以，二甲双胍未获批准用于减重治疗。目前比较明确的是，二甲双胍可以降低食物吸收，抑制糖异生，促进组织对葡萄糖的利用，增加胰岛素敏感性，是降糖药中的"排头兵"。研究表明，二甲双胍可以减轻PCOS患者体重，但需要服用到一定的剂量才会有减重效果。二甲双胍与其他药物如奥利司他、GLP-1受体激动剂共同使用可有协同减重的效果。

（3）GLP-1受体激动剂和SGLT-2抑制剂：这两类药物属于能减重的降糖药，因此，主要用于合并糖代谢异常的PCOS患者。前者通过抑制胃肠蠕动、作用于摄食中枢、降低食欲、增加饱腹感等达到减重目的，副作用主要是胃肠道不适；后者主要通过降低肾糖阈，使葡萄糖从小便中排出，增加能量消耗达到减重目的，主要不良反应是泌尿生殖道感染。利拉鲁肽是GLP-1受体激动剂的一种，2015年底被美国FDA批准为减肥药，但是用于减肥的剂量明显大于治疗糖尿病的剂量，且建议如果连续使用16周体重下降不足4%，即应停药，此药禁用于有甲状腺髓样癌家族史及多发性内分泌腺瘤病（2型）患者。

（4）其他：食欲抑制药、中枢兴奋药对减重都有一定的辅助作用，但因副作用较大且不能长期服用，临床中很少使用。传统中药（如麻黄、山楂等）及针灸、推拿、耳压等中医手段对减肥也有一定的疗效。但是，一定要在正规的医院找有经验的医生进行。

⑬ 做手术减肥靠谱吗？

胖到要手术？手术真能解决问题吗？这听上去虽然有点令人害怕，但手术治疗真的是目前对于反复保守减重效果不佳的严重肥胖患者的有效手段。胖到什么程度推荐手术呢？《减重手术的营养与多学科管理专家共识》（2018年）提出：① 体重指数 ≥ 37 kg/m^2，无合并症或无严重相关风险的患者；② 体重指数 ≥ 32 kg/m^2，至少合并1种严重的肥胖相关疾病，包括2型糖尿病、高血压、高脂血症、阻塞型睡眠呼吸暂停低通气综合征、肥胖低通气综合征（OHS）、非酒精性脂肪性肝病或非酒精性脂肪性肝炎、胃食管反流病（GERD）、支气管哮喘、严重尿失禁、严重关节炎或严重影响生活质量的情况；③ 体重指数28 ～ 32 kg/m^2，合并2型糖尿病或代谢综合征的患者，亦可接受减重手术，但目前该方面的证据有限。

减重手术的方式有很多种，从1954年在美国进行的第一例减肥手术开始，发展至今，手术方式已有上百种。时至今日，两种方法最为常用，一个是以缩小胃容积、减少摄食为主的腹腔镜胃袖状切除术，另一个是以缩小胃容量和限制营养成分在肠道吸收的腹腔镜Roux-en-Y胃旁路术。这两种手术都是在微创下使用腹腔镜完成的。其实，减重手术最开始并不是用于治疗肥胖症的。当时，美国的一部分肥胖的患者由于有胃溃疡或者因胃部肿瘤做了与现在的胃旁路手术类似的胃癌手术，让人想不到的是，手术后居然还有意外收获，患者的体重下降了，甚至可以达到正常的体重范围。

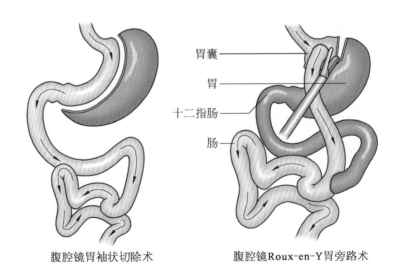

腹腔镜胃袖状切除术　　　　腹腔镜Roux-en-Y胃旁路术

肥胖型PCOS患者接受减重手术后有许多好处，其中最重要的是代谢状态得到了改善。首先，手术以后可以让多余的体重减掉，有研究表明81%的患者月经恢复正常。其次，肥胖患者同时合并的代谢性疾病可以得到缓解，包括糖耐量异常/糖尿病、高血压、高尿酸血症等。女性患者不需太长时间皮肤就会变得细腻，多毛症和痤疮消失，从而恢复女性身体特征。但是，代谢手术毕竟是有创的治疗方式，可能会出现手术相关并发症，如胆囊疾病和吸收障碍等，也有出现术后体重反弹需要再次手术的情况。

⑭ 中医药也是一种治疗手段

说到月经紊乱，相信很多人头脑里会跳出一个想法——中医调理。中医认为该病与肾、肝、脾关系密切，肾虚为主要病机，涉及血瘀、肝郁、痰湿等因素。但是由于PCOS临床表现类型多种多样，在中医理论体系里并没有准确的疾病名称与之对应，对其辨证论治未形成统一的标准，因此治疗方案也不统一。中医药如能结合月经周期进行分期用药将更加有助于恢复PCOS患者的排卵乃至成功受孕。

无论是中医还是西医，对于PCOS的治疗均存在各自的长处和不足。简单来说，在理念上，西医对于病理生理中的某一环节如胰岛素抵抗等更加关注，中医更强调辨证论治和整体观念。在治疗药物上，西医药品均质化较好，服用方便，而中医多为传统汤剂，长时间服用不太方便。但是中西医结合治疗是值得我们关注的，如中药联合达英35治疗高雄激素血症，月经期服用调经汤养血活血，月经后服用促卵泡汤补肾疏肝，月经中期服用促排卵汤。

近年来，从中药中走出来的明星药物——盐酸小檗碱（俗称黄连素）在PCOS的治疗中逐渐受到重视。另外，针刺、艾灸、穴位埋线等也有一定的疗效。

十七、科学制订妊娠策略

孕育一个健康的宝宝一直是PCOS患者们最为关心的问题，那么如何才能孕育一个健康的宝宝呢？妊娠之后，患有PCOS的准妈妈们又该如何保护好这个小宝宝，让他健康顺利地出生呢？

❶ 妊娠前需要充分准备

（1）备孕第一步——积极改变生活方式。"管住嘴，迈开腿"，这句话已经是老生常谈，却是PCOS患者成功走向怀孕的第一步，也是最重要的一步。首先就是改变不良的饮食习惯，选用低糖、高纤维饮食，以不饱和脂肪酸代替饱和脂肪酸，减少精神应激，戒烟酒，少咖啡等。其次是进行适量、规律的耗能锻炼（30分钟/天，每周至少5次），减少久坐，这是减重最有效的方法之一。

2018年国际PCOS循证指南与中国PCOS诊疗指南均指出：良好的运动和饮食习惯可提高治疗反应，使妊娠率提高、治疗费用降低，这是最简单地治疗生育能力低下的方法。肥胖的PCOS患者通过低热量饮食和耗能锻炼，降低基础体重的5%～10%，能够显著改善月经紊乱、多毛症、痤疮等症状，并有利于不孕的治疗。而非肥胖的PCOS患者通过合理的饮食结构调整和增肌减脂运动，也可以为妊娠打好坚实的基础。

（2）备孕第二步——排卵监测

1）基础体温（BBT）：监测基础体温是一种方便、常用且无损伤的自我监测方法，基础体温不仅可以提示卵巢是否有排卵，还可以更好地掌握排卵日。一般情况下，在排卵前体温总是在36.5℃左右，排卵时体温稍下降，排卵后就上升到37℃左右，平均上升0.5℃左右，一直持续到下次月经来潮，再恢复到原来的体温水平。

2）血清孕激素：在月经周期的第21天（以月经周期28天为例）抽血测定孕激素水平可以客观地评价是否有排卵。一般认为，孕激素水平>5 ng/mL（15.9 nmol/L）时为排卵，若多次监测低于此数值，则视为不排卵或黄体功能不全。需要注意的是，若是存在卵泡未破裂黄素化，孕酮也可以升高至排卵水平，但患者实际上并没有排出卵泡。

3）LH峰值：在月经周期中，卵泡早期血LH水平较低，在排卵前，LH水平可以达到基础值的2～4倍，而排卵通常发生在LH开始升高后的28～36小时和LH达到高峰后的8～20小时，因此这是一种较为可靠的预测排卵的方法。

LH峰值可以通过血清检测，也可以通过尿液检测，尿LH峰值通常较血LH峰值晚6～7小时。现在有许多商业化产品如排卵试纸，测试的就是LH峰值的出现，但不同产品的准确性和可靠性差异较大。每天测试的时间段尽量一致，当试纸中代表阳性的红色逐渐加深时，可以酌情缩短下一次的检测时间，从24小时逐渐缩短至12小时、8小时，甚至是4小时、2小时。当出现强阳性后，排卵很快就会发生了。

4）超声：一般而言，超声监测排卵才是真正意义上的监测。因为通过超声可以观察卵泡从发育、成熟到最后成功排出的整个过程。超声能够清晰地显示卵泡的数量及大小，是否存在优势卵泡及卵泡是否成熟等情况。超声还可以同时观察子宫内膜的形态与厚度，来判断子宫是否做好迎接受精卵着床的准备，这都是其他方法无法比拟的。

对于月经比较规律，如周期在28天左右的患者，一般从月经第1天开始算起，到第9天左右开始监测，2天监测一次，当发现卵泡直径>15 mm后应每天监测一次，直到卵泡排出。我们看着卵泡从开始发育到成熟再到排出的一个全过程，中间最好不要遗漏。有人嫌麻烦，只来测1次或2次，那么医生可能会因为看不到卵泡发育的全程，不好区分是正常发育的卵泡还是较小的单纯囊肿，且不能准确抓住排卵的时间，无法正确判断。所以说超声监测是一个过程，一般需要3～4次，请一定不要嫌麻烦，否则事倍功半。

（3）调整可能影响妊娠的药物：如经典的胰岛素增敏剂噻唑烷二酮类药物，治疗痤疮的异维A酸类药物，都要至少停用3个月才能考虑备孕。一些调整血糖的药物如GLP-1受体激动剂、阿卡波糖、小檗碱、SGLT2抑制剂，调脂类药物如他汀类、贝特类药物，减重的药物如奥利司他等均需在备孕前停用至少1个月；还有其他降雄激素的药物如安体舒通、氟他胺等备孕前均须停用。

（4）筛查代谢相关性疾病：备孕前需要先去内分泌科进行代谢相关疾病筛查，主要项目包括代谢性疾病家族史、空腹血糖、胰岛素、OGTT、血脂、肝肾功能和甲状腺功能、垂体功能的评估等，尽量在糖脂代谢、血压、体重、甲状腺功能各项指标趋于正常后再考虑备孕，可以事半功倍。在备孕阶段和孕期，这些指标正常与否直接关系到未来的宝宝患代谢性疾病的风险！

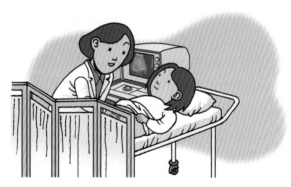

备孕前需筛查代谢性疾病

（5）男方检查精子质量：想要做到优生优育，精子的质量和数量也是至关重要的。在备孕期间，男方就要做精子质量检查，只有确保精子的质量及数量都是合格的，才会让受孕的过程更加轻松。因此，PCOS患者的伴侣可千万不要嫌麻烦而不去做精子检测，这项检查是非常有必要的。

（6）保证输卵管畅通：我们都知道精子和卵子在输卵管结合为受精卵并顺利进入宫腔是受孕的必要条件之一，如果输卵管堵塞、粘连，精子和卵子就很难相遇形成受精卵，更不要说进入宫腔后着床了，所以输卵管是否畅通是怀孕的一个重要基本条件。主要的检查方法是子宫输卵管造影。简单地说，就是先用导管向子宫腔及输卵管注入造影剂，然后通过摄片，根据显影情况了解输卵管是否通畅。造影剂除了具有检查作用以外，还可以起到润滑、疏通输卵管的作用，对于输卵管的轻度粘连有一定治疗效果。

❷ 促排卵药物可能并非必需

患上PCOS意味着自然受孕再也不可能了吗？答案是否定的。PCOS患者也有自然怀孕的可能，如果各项指标都恢复正常，并通过减肥使体重恢复到正常范围，还是有机会恢复自然排卵的。

如果要使用促排卵药物，该如何选择并做何准备呢？在PCOS患者准备促排卵之前，需要先排除其他不孕原因（如男性无精子、输卵管不通畅或阻塞、免疫溶血等问题），如行输卵管造影术明确输卵管的情况。更重要的是，要先到内分泌科控制异常的代谢指标（如血糖、血脂等）。代谢控制后，促排卵治疗才能事半功倍。当然，务必要在正规医院的专科医生指导下选择促排方案和时机。

克罗米芬是传统一线诱导排卵药物，它是选择性雌激素受体调节剂，临床使用超过40年，属于适应证内用药，药物的有效性及安全性得到了较好的认证。虽然它已经成为一种"老药"，但还是有15%～40%的患者会出现无效的结果，需要注意的是，单独使用克罗米芬不建议超过6个周期。单纯排卵障碍性不孕且对克罗米芬抵抗的PCOS患者可以考虑克罗米芬联合二甲双胍促排治疗。

来曲唑可抑制卵巢中雄激素转化为雌激素的过程，进而抑制雌激素对下丘脑-垂体的负反馈作用，增加促性腺激素分泌，促进自身优势卵泡发育。研究发现，用来曲唑促排卵，其多胎妊娠的风险显著低于克罗米芬，且在妊娠、活产和受孕时间方面均显著优于克罗米芬。因此，2018年国际和国内的指南均推荐来曲唑作为有排卵障碍且无其他不孕因素的PCOS患者的一线用药。

需要提醒的是，促排药物的使用一定要在医生指导下进行，每一位患者都须进行个体化的精准治疗，避免无效及超长时间的促排卵治疗，这是非常重要的。

❸ 辅助生殖何时选？

PCOS患者想要怀孕，并不是只有试管婴儿一条路可走。在PCOS的助孕治疗中，试管婴儿并非首选，除非合并其他不孕因素（如高龄、输卵管因素或男性因素等）时可考虑采用体外受精胚胎移植术（IVF-ET）治疗。但是要有心理准备，试管婴儿不仅价格昂贵，而且接受IVF-ET治疗的PCOS患者周期种植成功率只有30% ~ 40%，妊娠活产率约30%。IVF-ET治疗还存在多胎妊娠、卵巢过度刺激综合征等风险，而且妊娠期合并症也较正常受孕人群增多。因此，患有PCOS后不要急着去做试管婴儿。

我国最新的PCOS诊治指南提示，除了上述的促排卵药物，还有其他相关的治疗可以采用，结合个人的身体状况，还可以通过促性腺激素治疗或腹腔镜下卵巢打孔术等不同手段。

❹ 妊娠期间记着监测这些指标

怀孕后常规要定期监测血HCG和孕酮及通过B超监测胎儿情况，若发现异常，及时处理。试管婴儿助孕的患者要在胚胎移植2周后测定HCG以明确是否妊娠，移植4 ~ 5周后通过B超确定是否为宫内妊娠，也要预防自然流产。

患有多囊卵巢综合征的准妈妈们更要注意监测血糖和血压，早期筛查有无妊娠糖尿病和妊娠高血压。若孕前伴有胰岛素抵抗或糖尿病，需每日监测血糖，建议采用指尖血糖测定，血糖控制不理想时需查尿酮体。孕期监测尿糖意义不大，因孕妇肾糖阈下降，尿糖不能准确反映孕妇血糖水平。口服葡萄糖耐量试验（OGTT）最佳筛查时间是孕24～28周，但是对于存在高危因素的准妈妈们，建议在首次产检时直接行OGTT明确诊断，必要时在孕晚期重复检测。

每次产前检查，除了血、尿常规及血压和心率外，还要评估甲状腺功能、基础肝肾功能、空腹血糖、血脂情况，进行心电图检查等，要特别注意有无白带增多、外阴瘙痒、尿急、尿频、尿痛的情况，避免感染。每次产检都需要评估准妈妈们的体重增加是否合理。孕前有糖尿病的准妈妈在孕26～28周需要进行胎儿超声心动图检查，主要是为了了解胎儿心脏情况，排除先天性心脏病。需要应用胰岛素的准妈妈，从妊娠32周起需要每周产检一次，包括胎心监护和无应激试验，若胎心监护异常，必须采取进一步监测。

⑤ 重新评估药物治疗方案

确定妊娠后一定要及时到医院的内分泌科和产科复诊。停用任何可能致畸的药物，治疗的重点将转向防止流产、早产，减少妊娠合并症和并发症的出现。

如果在妊娠前就确诊患有糖尿病，那依然要坚持积极治疗，控制好孕期血糖。将口服降糖药物更换为孕期能使用的胰岛素（人胰岛素等）。胰岛素因不能通过胎盘而成为糖尿病合并妊娠的主要治疗药物。考虑到个体差异较大，胰岛素的用量尚无统一标准可供参考，一般从小剂量开始，并根据病情、孕期进展及血糖值加以调整，力求控制血糖达到孕期正常水平。

如果妊娠前未确诊糖尿病，但孕前应用二甲双胍，可以继续应用至确诊妊娠有胎心后，咨询医生是否停用或继续应用。

若孕前服用优甲乐，需特别注意的是，一旦确定妊娠，需要马上复查甲状腺功能并到内分泌科就诊，及时评估药量是否合适，并做必要的调整。

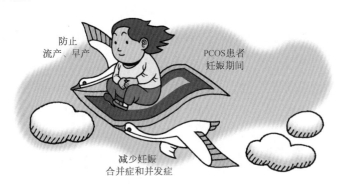

确定妊娠后及时复诊

6 怀孕后二甲双胍可以继续用吗？

二甲双胍这个药物在内分泌代谢病领域可谓"明星药"，上市迄今已有60余载，其发现史最早可以追溯到中世纪，来自一种叫作山羊豆的植物。

二甲双胍在PCOS的治疗中有着重要的地位，应用十分广泛。目前研究表明，二甲双胍可通过改善胰岛素抵抗、降低高胰岛素血症、减轻体重等作用，调节月经周期，促进排卵，从而增加不孕PCOS患者的妊娠率。那么，如果PCOS患者怀孕了，妊娠期是否还要继续使用二甲双胍？使用二甲双胍的疗效和安全性又如何呢？一般情况下，二甲双胍通过小肠上皮吸收入血，主要以原形形式经肾脏清除。随着妊娠进展，胎盘形成，二甲双胍还可以通过胎盘的合体滋养层细胞进入胎盘。因此，妊娠期使用二甲双胍，胎儿会暴露于一定剂量的二甲双胍，所以要兼顾其对母亲和胎儿的影响。

对于PCOS患者而言，妊娠期并发症风险显著增加，肥胖、胰岛素抵抗、子宫内膜容受性改变等多种因素使得妊娠率下降、流产率增加。目前研究提示，PCOS患者妊娠期应用二甲双胍能够显著增加足月妊娠率，降低早产风险，但对于是否能够降低流产率，国际上仍未达成广泛共识。此外，PCOS患者妊娠期二甲双胍治疗是否能够降低妊娠糖尿病、妊娠高血压、子痫前期的发病率也需要更大规模的前瞻性研究以提供高质量的证据支持。对患有妊娠糖尿病的PCOS孕妇而言，有研究显示，孕期使用二甲双胍在控制血糖、减少新生儿低血糖方面都有益处，但是与胰岛素在妊娠糖尿病中使用观点一致不同，世界上不同国家对于妊娠期间使用二甲双胍的意见尚未统一。

对于腹中的宝宝而言，妊娠期间暴露于二甲双胍是否会影响其生长发育呢？目前研究显示，妊娠期使用二甲双胍的母亲孕期体重增加更少，但并不影响新生儿的出生体重和身高，后期可能会出现"追赶性生长"现象。另外，超重的PCOS母亲在妊娠期使用二甲双胍后，发现其后代的头围更大，这些差异的长远影响需要更多长期随访结果加以明确其意义。关于子代的出生缺陷，目前并没有证据表明PCOS患者在妊娠早期应用二甲双胍后子代出生缺陷风险增加，有研究给肥胖无糖尿病的患者使用二甲双胍直至分娩，发现与安慰剂组相比，两组新生儿体重及低血糖和呼吸窘迫综合征的发生率均没有明显差异。

关于二甲双胍在妊娠期PCOS治疗中的应用，目前国内外指南一般推荐可以应用到妊娠早期，建议确认妊娠后停用。如果PCOS患者服用二甲双胍时发现怀孕，请及时与医生联系，需要根据患者具体情况来评估是否适合继续使用。

❼ 合并糖尿病要打胰岛素吗？

PCOS患者常常合并肥胖和胰岛素抵抗，而两者都是糖尿病的危险因素，自然妊娠糖尿病的发病率在PCOS患者也高于一般人群，若是一不小心变成了"糖妈妈"，一定要积极治疗。

第一，控制饮食与增加运动，尽可能选择低血糖生成指数的食物，并实行少量多餐制。在运动方面，选择一种低至中等强度的有氧运动，而步行是常用的简单有氧运动，可自10分钟开始，逐步延长至30分钟，其中可穿插必要的休息。

第二，首选胰岛素治疗，生活方式改变如果不能达到治疗目标，就要加用药物治疗。怀孕时首选的降糖药物依然是胰岛素，当然，使用胰岛素要谨防低血糖的发生。若经评估不能安全使用胰岛素治疗妊娠糖尿病，或肥胖伴重度胰岛素抵抗的准妈妈可以在医生的严密监测下，考虑选择二甲双胍作为二线治疗药物，但二甲双胍属于孕期C类药物，暂时未写入我国妊娠糖尿病的治疗指南。虽国外大型的循证医学证据认为二甲双胍在PCOS治疗过程中对早期妊娠的维持有着重要作用，也未发现二甲双胍在妊娠期应用对胎儿的致畸性，但在应用二甲双胍控糖的同时，要注意应用二甲双胍可能存在的潜在风险。

第三，做好每日的血糖监测，新诊断的高血糖孕妇、血糖控制不良或不稳定及应用胰岛素的孕妇，应每日监测血糖7次，包括三餐前、三餐后2小时和夜间血糖。不需要胰岛素治疗的妊娠糖尿病孕妇，在随诊时建议每周至少监测1次全天血糖，包括空腹血糖及三餐后2小时血糖，共4次。

⑧ 饮食控制的度如何把握？

"你现在一人吃，是两个人补，一定要多吃点。"不少孕妈妈在老观念的熏陶下一改孕前小心翼翼的饮食控制方案，使得怀孕后体重不断攀升，导致各种孕期并发症接踵而至。孕妇营养过剩，会增加妊娠糖尿病、妊娠高血压等并发症的发生率，更容易出现巨大儿，增加分娩的危险性及宝宝未来的健康问题。

患有 PCOS 的孕妈妈更应该讲究饮食合理，多选择一些低血糖生成指数的食物，注意补充维生素及优质蛋白质，同时也要避免过于精细的饮食方式，适当吃些粗粮也能补充身体所需的微量元素，达到更好控制血糖的目的。

⑨ "胖妈妈"还要继续减肥吗？

在我们的传统观念里，怀了宝宝就该好好进补，吃得多宝宝才会健康。但这是错误的，孕妇体重过大会对自身和胎儿都会造成威胁，对于超重的 PCOS 患者来说更是如此，所以控制体重过度增长依旧是头等大事。

在妊娠前超重的孕妇，妊娠期体重增加的合理范围是 6.8 ～ 11.3 kg，妊娠中晚期每周增加体重约 0.28 kg；妊娠前肥胖的孕妇，妊娠期体重增加的合理范围是 5.0 ～ 9.1 kg，妊娠中晚期每周增加体重约 0.22 kg。

在怀孕期间，要有选择地做到控制热量和均衡饮食。每日增加蛋白质、钙及能量的摄入，减少淀粉类食物，如果饭后仍有饥饿感，可以用黄瓜、西红柿等糖分含量低的水果饱腹。在孕前进行体育锻炼的孕妇，孕后更要坚持锻炼。孕期适当运动，如瑜伽、散步、慢跑、游泳等，在没有流产风险的基础上每天锻炼 20 分钟，每周至少 3 ～ 5 天。

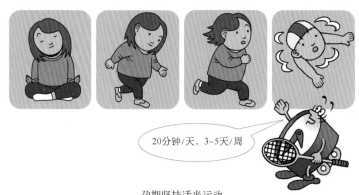

20分钟/天，3~5天/周

孕期坚持适当运动

长期随访和
预防措施

十八、长期随访的必要性

PCOS是一种终身性的疾病，对患者健康的危害贯穿了从胚胎到老年的整个生命阶段，事关女性一生的"幸福"。另外，它对患者健康的影响涉及多系统、多器官，更是全身代谢异常的表现之一。除了不孕、子宫内膜癌外，PCOS和超重/肥胖、高血压、糖尿病、高脂血症、高尿酸血症和非酒精性脂肪性肝病等相当于是"一家人"。因此，目前广泛认为PCOS是一种"慢性病"，患者应进行长期甚至终身的跟踪随访。

然而，现状却不尽然，由于许多患者对PCOS认识不清，存在许多不解甚至是误区，导致失访，延误了疾病治疗的最佳时间，造成了不可挽回的后果。

❶ 孩子生好就万事大吉了？

不同年龄段的PCOS患者临床表现存在差异，因此，相应的临床处置方式也会不同。青春期女性可能只知道月经紊乱、脸上长痘、为肥胖烦恼，育龄妇女则更多的是在和不孕或流产作斗争。然而，一旦生育问题解决，许多患者很自然地认为"反正不能治愈，就随便吧"，不再积极关注病情发展，忽略了中老年时可能会蜂拥而来的各种慢性并发症（如糖尿病、心脑血管疾病、子宫内膜癌等）的早期预防和筛查。

PCOS主要危害在于其远期对健康的影响，患者只有在医生的指导下，透过"现在"预见"未来"，定期随访，积极监测，才能做到提前预防、尽早干预、合理治疗，将疾病对身体的危害降到最低。那么到底需要监测哪些项目，多久查一次呢？

对于已明确诊断的PCOS患者，应该在每规律治疗3～6个月后针对自身存在的问题进行相应的复查和评估，了解病情控制情况，适时做出治疗方案的调整。

（1）生殖评估

1）自我记录：对于以月经异常就诊的患者，记录月经来潮及结束时间，并在每日清晨测量基础体温（BBT），可以了解生殖系统在月经周期内的变化规律及是否排卵。

2）医院检测

- 性激素——包括黄体生成素（LH）、卵泡刺激素（FSH）、睾酮（T）、性激素结合球蛋白（SHBG）、雄烯二酮（A2），评估患者治疗后高LH/FSH、高雄激素及低SHBG的恢复情况。

- 月经周期的第21天测定血中孕酮水平——用于评估是否有成熟卵泡及促排卵药物使用后的效果。

- 子宫＋双附件B超——评估子宫内膜情况及治疗后卵巢多囊改善情况。

（2）代谢评估（如图所示）

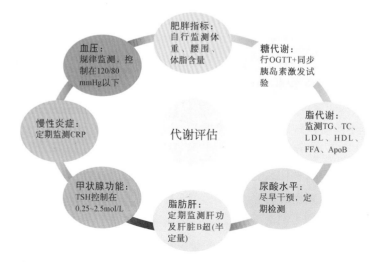

❷ 月经规律就肯定没事了？

首先，PCOS的诊断在国际上目前还沿用鹿特丹标准，包括3个条件，即卵巢多囊样表现、高雄激素血症临床或者生化表现，以及月经稀发、稀发排卵表现，符合其中2个就能够诊断。所以，按照此诊断标准，即使诊断为PCOS，月经也可以是规律的。

另外，月经规律不代表排卵正常，有一种月经叫"无排卵月经"。当然，月经规律的PCOS患者，其排卵正常的概率比那些月经不能正常"光临"的女性更高。

对于已经确诊PCOS的患者，如果经过治疗，月经由不规律变为规律，说明病情有所好转，但并不能以此推测高雄激素血症和卵巢多囊就已经得到完全改善，仍然需要借助性激素检测及B超来进行判断，以免盲目乐观及停药导致病情反弹。当然，对于有生育要求的患者，如果月经恢复规律了，但月经自然周期中并无排卵的，还是需要临床促排卵治疗帮助其怀孕。

❸ 担心患糖尿病，要多久去复查？

50%～70%的PCOS患者存在胰岛素抵抗，后者在PCOS的发生和发展中起到举足轻重的作用。糖代谢紊乱的根本原因也是胰岛素抵抗，而且糖代谢紊乱是一个逐渐发展的过程，从血糖正常到血糖调节受损（包括空腹血糖异常和糖耐量受损），再到2型糖尿病。无论是PCOS还是糖代谢紊乱，都需要尽早干预，才能最大限度延缓疾病进展，因此，改善胰岛素抵抗既是治疗糖代谢紊乱，也是治疗PCOS的主要手段之一。对于PCOS患者而言，定期监测血糖及胰岛素的变化是病情评估的重要组成部分。

糖耐量试验即口服葡萄糖耐量试验（OGTT）是糖尿病的确诊试

验，与胰岛素激发试验同步进行以评估患者糖代谢状态及是否存在胰岛素抵抗的情况，此检查广泛应用于临床实践中，是评估胰岛素抵抗最实用的方法。

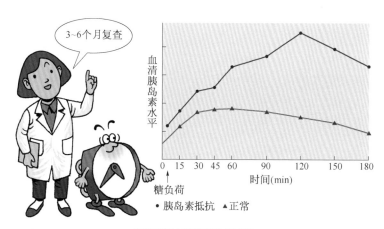

定期监测血糖和胰岛素变化

对于PCOS初诊患者，第一次就诊时医生就会为患者进行该项检查，如果已经存在糖代谢异常或者胰岛素抵抗，无论是采用单纯生活方式管理，还是药物治疗，都建议3～6个月复查OGTT+同步胰岛素激发试验（有条件者，可另加同步C肽释放试验），以便了解治疗效果。如果病情没有被控制，甚至还在进展，要及时调整治疗方案。即便尚未存在糖代谢异常或没有明显胰岛素抵抗的PCOS患者，也应每年进行1次OGTT+同步胰岛素激发试验检查，以保证早发现、早预防、早治疗，在糖代谢紊乱还没有明显进展前及早控制。

④ 血脂、尿酸初查正常，还要定期复查吗？

高血脂、高尿酸同属于代谢紊乱性疾病，在PCOS患者中很常见，而这两者又是明确的心血管疾病的独立危险因素，因此对其进行监测、治疗和长期随访意义重大。

单纯PCOS患者患心脏疾病的风险较低，伴有肥胖、高血压、脂代谢异常、吸烟、糖耐量受损、亚临床血管疾病患者的心脏疾病风险明显增加，因此需要定期监测甘油三酯、胆固醇、高密度脂蛋白、低密度脂蛋白、游离脂肪酸等，对指标偏高者积极进行饮食甚至是药物治疗。如果PCOS患者有血脂异常，无论是通过饮食控制还是药物治疗，均应3个月复查1次，了解血脂控制是否达标及是否有药物相关损害。若血脂正常者，可每年复查1次。

PCOS患者尿酸水平较正常人升高，这可能是胰岛素抵抗的始动因素及独立预测因子，可以作为一个标志物来评价。尽早干预患者的尿酸水平，这将为改善胰岛素抵抗、控制和延缓PCOS患者代谢综合征的发生和发展助力。因此，尿酸升高的PCOS患者建议3个月复查1次。若尿酸正常，则建议每年复查1次。

注意：由于进食荤菜或高嘌呤食物、饮酒及剧烈运动会影响尿酸水平，须在抽血测定尿酸前一晚注意饮食，抽血前不要奔跑或快速登楼梯等。另外，一些影响尿酸排泄的药物，如水杨酸类药物阿司匹林、降血压药、利尿剂等会影响检测结果，需提前3日停用。

⑤ 为什么要做血管超声？

PCOS患者常伴有肥胖、胰岛素抵抗、脂代谢紊乱等多种心血管疾病的危险因素，可能导致早发亚临床动脉粥样硬化，因此，对其进行血管超声检查（颈动脉超声），测量其血管内膜中层厚度，是发现动脉粥样硬化早期信号的简便方法，一旦内膜中层厚

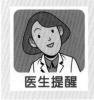
医生提醒 一旦发现有颈动脉斑块，最初2年内每半年复查1次，观察斑块有没有增大，是不是稳定，如果斑块2年内保持不变，改为每年复查1次。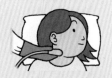

度开始变厚，就要提高警惕，严格控制各种危险因素并加强监测密度。

❻ 人体成分分析对 PCOS 意义何在？

体重指数（BMI）=体重（kg）/身高的平方（m²），是目前国际上常用的衡量人体胖瘦程度的一个标准，但使用 BMI 评价体型并不完全准确，有时会带来尴尬的误解。

BMI 的缺陷就在于它不能区分体重是来源于脂肪、肌肉还是其他成分，而这显然是有必要加以区别的。人的身体是由水分、蛋白质、无机盐和脂肪等成分构成的，身体成分的不均衡将会导致肥胖、营养不良、骨质疏松、水肿等疾病。人体成分分析是运用人体成分分析仪进行测试，将测试数据通过健康管理软件进行分析，显示出受检者当前的体重、身体成分比例、肥胖度、基础代谢量、肌肉含量，推定骨骼含量、脂肪比率、内脏脂肪水平、锻炼习惯等数据，它恰好可以弥补 BMI 的缺陷，可判断"真正"的肥胖。

PCOS 患者肥胖的比例很高，据统计，PCOS 患者中肥胖者占 40%～60%，这其中包括明显肉眼可见的全身肥胖，也有比较不显眼的隐形肥胖（内脏脂肪超标），当然，也有非肥胖，甚至是消瘦的 PCOS 患者。长期随访研究发现，隐形肥胖的患者其血管周围或网膜脂肪分布比例增加，因此其心脑血管疾病风险同样比正常人增加。另外，有研究显示，PCOS 患者的肌肉含量与胰岛素抵抗程度成反比，高脂肪、低肌肉的成分模式有利于各种代谢性疾病的发生。

人体成分分析能更为精确地计算脂肪（皮下、内脏脂肪）、肌肉含量，并根据患者年龄设定其理想目标值。定期进行此项检查可以使患者了解自身情况，并积极依据给出的数据合理安排饮食和运动，进行科学的体重管理，而非一味节食追求单一体重的下降，造成严重的肌肉缺乏的不良后果。

❼ 体重控制是一辈子的事业

PCOS往往会伴随终身，那么体重控制也将成为PCOS患者的终身功课，这是一场持久战。肥胖的PCOS患者除了本身存在更大的排卵障碍的可能性外，若使用药物促排，也相对难以获得较好的促排效果。另外，超重或肥胖的PCOS患者在怀孕过程中也容易出现很多其他问题，如流产、早产等，更增加了妊娠并发症的风险。

体重降低5%～10%就能改变或减轻月经紊乱、多毛症、痤疮等症状，并有利于不孕的治疗；体重降至正常范围，可以有效改善胰岛素抵抗，增加自然排卵率及降低促排卵风险；长期维持正常体重将降低PCOS长期发展带来的并发症，如糖尿病、高血压、高血脂等。控制体重是一个漫长的过程，贵在长期坚持。

❽ 脂肪肝需要密切随访

非酒精性脂肪性肝病（NAFLD）在PCOS患者中非常普遍，影响15%～55%的女性，它是一种与胰岛素抵抗及遗传易感性密切相关的代谢应激性疾病。近年来，随着人们生活水平的提高，其患病率呈不断上升趋势，不仅可导致转氨酶持续异常、失代偿期肝硬化、肝功能衰竭等严重肝病，还与心血管疾病、2型糖尿病、代谢综合征的发生密切相关，严重威胁着患者的健康。

脂肪肝的治疗是一项长期的综合性工程。迄今为止，尚无防治脂肪肝的特效药。美国内分泌学会《多囊卵巢综合征诊疗临床实践指南》明确建议：希望人们能够意识到PCOS患者发生非酒精性脂肪性肝病的可能性，并对其进行监测；对于已明确合并脂肪肝的PCOS患者，应及早进行干预，并长期坚持定期监测。

（1）每1～3个月测量体重、腰围、臀围。

（2）每3～6个月检测全套肝功能。

（3）每半年至一年，定期检查肝脏B超（半定量）。

十九、高危人群如何预防 PCOS 的发生

如果你不幸恰巧属于 PCOS 的高危人群，同时又很幸运还没有达到疾病的诊断标准，那么快点行动起来，预防疾病的发生，这个时候往往事半功倍。接下来就将介绍一些已经被证实有效的预防措施。

首先需要做的是了解 PCOS，这个疾病在十几岁第一次来月经时就可以开始，能量摄入过多、缺乏规律运动、作息不规律、熬夜、长期精神紧张或压抑、过多接触环境污染物（空气颗粒物质、双酚 A、多氯联苯）都会促进疾病的发生和发展，尤其是肥胖，可以明显加重此病，产生"滑坡效应"，因此，保持健康的生活方式、控制体重对预防 PCOS 至关重要。

❶ "管住嘴、迈开腿"是硬道理

饮食习惯与 PCOS 的发生密切相关，也是肥胖的重要原因。研究显示，过多糖类食物的摄入可以引发慢性炎症，导致不孕、痤疮，甚至心脑血管疾病。所以，PCOS 的高危人群及早开始限制糖和加工糕点的摄入非常重要，主食要尽量选择低血糖生成指数的复杂碳水化合物，如燕麦片、全麦面粉等，注意识别隐形含糖食物，如餐厅饮食、调味酱、加工食品等。减少饱和脂肪酸的摄入，同时保证摄入足够的蛋白质以防止肌肉的丢失，保证各种维生素的补充，培养爱吃蔬菜的习惯。

如果已经存在很多不良的饮食习惯，可以尝试用记录饮食日记、遏制饮食欲望的小窍门（如特别想吃某样食物的时候，让自己等待 15 分钟或先饮水等）等减少对某些不健康食物的欲望，努力形成良好的

拒绝垃圾食品、培养健康饮食习惯。

医生提醒

饮食习惯。

避免饮食误区也是饮食管理的重要一环，看看下面的这些误区你是否"中招"？

（1）很多人认为不吃碳水化合物才能快速减重？截至目前，公认的减重原则还是总热量控制，只要总热量摄入减少或者消耗增加，呈现能量负平衡，体重即可减轻，这个过程中保持营养元素均衡是重要器官功能不受影响的保证。碳水化合物是大脑重要的能量来源，复杂的碳水化合物产生的热量比同等重量的脂肪和蛋白质少一半，因此，控制而不是不吃才是明智选择。

（2）水果比较健康，可以代替主食，多吃点没事？水果含有多种有益于人体的维生素和纤维素等，适当食用当然是有益的，但是如果过多食用，甚至代替正餐，则易导致营养不良，血糖、血脂、尿酸升高，罹患脂肪肝等疾病。如果是PCOS高危人群，一味偏爱水果，只能让病情发展更快。

（3）既然要少吃，每天吃一顿饭总该能减肥了吧？少吃是不是最好每天只吃一顿饭呢？回答肯定是NO。当每天只进一餐，能量摄入减少，短期会有减重效果。但是这个做法无法长期坚持，还会导致低血糖、营养不良。而且，长时间不进食，机体会启动防御机制，使得基础代谢率降低（消耗减少），一旦进食，能量吸收会加倍，同时还可能损伤胃黏膜，这些都不利于长期维持减重效果。靠只吃一顿饭获得的短期减重效果，在恢复三餐后会快速反弹，甚至超过减重前的体重。

爱运动是远离不良生活习惯、控制体重的不二法宝，它在预防PCOS的发生和发展中也有重要地位，且绝不仅仅是燃烧能量，它还可以缓解精神压力，改善慢性炎症等，所以，运动的目的不仅是减肥，而是获取健康持久的生活方式的改变。选择什么样的运动方式可以根据自己的兴趣及具备的条件来决定，注意有氧和无氧相结合，循序渐进，利用一些运动软件（APP）帮助自己建立良好的运动习惯。

增肌相对于减脂可能并不被大众所重视，哈佛大学公共卫生学院和南丹麦大学的研究已证实，少肌症是胰岛素抵抗及基础代谢率降低的重要危险因素，而这两者是糖尿病和肥胖发生的重要基础。肌肉是胰岛素作用的重要靶器官，进餐后，在胰岛素的介导下，肌肉把葡萄糖储存为肌糖原，运动时，再把肌糖原分解以供能，如果肌糖原耗尽，持续运动则可以继续从血液中摄取葡萄糖以供能，所以，糖尿病患者运动后血糖会下降。对于肌肉不足的女性，增加肌肉含量可以有效预防胰岛素抵抗、肥胖、糖尿病和PCOS。增肌的方法以无氧运动为主，如俯卧撑、举哑铃、引体向上、深蹲、平板支撑等，需注意的是，力量锻炼以中等强度为宜，每周2～3次，每次半小时左右即可，要与有氧运动相结合。平时应多吃些蛋白质含量较高的食品，如肉类、蛋类、奶类、禽类和豆制品等，同时不应该把主食量限得过少，每天至少25～30 g，否则摄入的蛋白质也只能作为热量被"烧掉"，很难补充到肌肉。

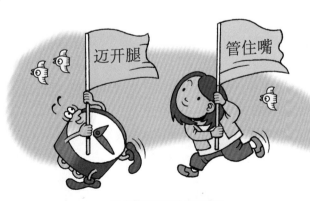

饮食管理和运动是硬道理

无论是饮食还是运动，都是需要长期坚持的一种生活方式，切忌搞突击，更不能"三天打鱼，两天晒网"，只有持之以恒、循序渐进，才能真正有益健康，远离疾病。

❷ 学会管理你的情绪

现代女性已广泛地参与到社会各行各业的竞争中，职业压力不可避免，加之日常生活不尽人意，很多女性长期以来一直处于慢性压力之下，这种压力不仅促发不健康行为，还会影响免疫系统，增加慢性炎症，影响神经系统，导致肥胖和胰岛素抵抗，最终参与PCOS的发生和发展。

在PCOS患者中的调查发现，抑郁症的发生率可高达21%～46%，广泛性焦虑障碍发生率达34%，社交恐惧症占27%，饮食失调占21%，自杀倾向占14%，而这些问题可进一步推动患者发生糖尿病和心血管疾病。研究显示，加强心理压力的管理，及时排解不良情绪，可以有效帮助减少疾病的发生和发展。

接下来给大家介绍几个简单的评分量表，如PHQ-9量表（评估抑郁，5～9分为轻度，10～14分为中度，15～19分为中重度，20～27分为重度）、GAD-7量表（评估焦虑，5～9分为轻度，10～14分为中度，15～21分为重度）。如果感觉有不良情绪，可以自己先做个筛查，评分在中度及以上者建议找专业的医生咨询。

PHQ-9 量表
（根据过去2周的状况回答）

	完全不会	好几天	超过一周	几乎每天
做事时提不起劲或没有兴趣	0	1	2	3
感到心情低落、沮丧和绝望	0	1	2	3
入睡困难、睡不安稳或睡眠过多	0	1	2	3

（续表）

	完全不会	好几天	超过一周	几乎每天
感觉疲倦或没有活力	0	1	2	3
食欲不振或进食太多	0	1	2	3
觉得自己很糟或觉得自己很失控，或让自己和家人失望	0	1	2	3
对事物专注有困难，如阅读报纸或看电视时	0	1	2	3
动作或说话速度缓慢到别人已经察觉，或正好相反，烦躁或坐立不安、动来动去的情况更胜于平常	0	1	2	3
有不如死掉或用某种方式伤害自己的念头	0	1	2	3

GAD-7 量表
（根据过去 2 周的状况回答）

	完全不会	好几天	超过一周	几乎每天
感觉紧张、焦虑和急切	0	1	2	3
不能停止或控制担忧	0	1	2	3
对各种各样的事情担忧过多	0	1	2	3
很难放松下来	0	1	2	3
由于不安而无法静坐	0	1	2	3
变得容易烦躁或急躁	0	1	2	3
感到似乎将有可怕的事情发生而害怕	0	1	2	3

　　有些饮食对缓解精神压力有一定的帮助，可以增加富含色氨酸（产生5-羟色氨）的食物，如葵花籽、鸡蛋（带蛋黄）、奶酪、大豆制品、坚果等，以及富含镁的食物，如菠菜、甜菜、南瓜子、杏仁、酸奶、黑豆等，因为富含色氨酸和镁的食物有助于改善焦虑和慢性非特异性炎症。另外，酒精能消耗B族维生素，降低血糖，减少5-羟色氨的水平，让人产生焦虑情绪，所以要减少酒精摄入。

　　运动也是缓解压力、释放不良情绪的好方法，瑜伽在缓解焦虑方面被认为优于走路，有氧运动对其他精神问题也有很多好处，规律的运动可以缓解抑郁。其实，每天只要10分钟的运动就足以恢复精神和活力，让人充满正能量。

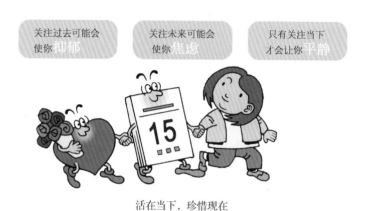

活在当下，珍惜现在

　　尤金·奥凯利说60秒后的生活和60年后的生活一样难以捉摸，应该学会活在当下，学会体悟周围世界的美妙，而不是为了不存在的想象世界心力交瘁。关注过去可能会使你抑郁，关注未来可能会使你焦虑，只有关注当下才会让你平静，这是一种让人们缓解压力、抑郁、焦虑的思维方式，是面对烦恼时积极健康的心态，所以，在平时考虑问题的时候，不妨换个角度，逐步培养活在当下的习惯，注重当下的感受，珍惜现在，脚踏实地去解决问题，就可以减少不必要的焦虑和沮丧，减少应激和慢性炎症给身心带来的不利影响，包括减少PCOS的发生和发展。

③ 不要让你的睡眠被偷走

　　问："晚上几点睡觉啊？"答："12点。""1～2点。"再问："会熬夜吗？"答："工作经常需要熬夜。""习惯了，早了睡不着。"这些是门诊医患之间经常会有的对话场景。在快节奏的生活中，除了工作所迫，期望丰富的夜生活来放松身心也是很多年轻人熬夜的理由。

"日出而作，日落而息"，子时（23：00～凌晨1：00）之前睡觉，这是前人告诉我们的养生之道。如今，现代科学通过研究同样告诉我们，好的睡眠对健康至关重要。2015年，美国国家睡眠基金会推荐了不同人群的睡眠时长，如成人通常每天需要7～9小时睡眠，同时还强调充足的睡眠是健康生活方式的重要组成部分。在睡眠周期中，不同的睡眠阶段有着不同的作用。体力和精力的恢复、记忆的巩固、各器官维持正常功能、情绪保持稳定等都离不开好的睡眠质量。睡眠状态下，规律分泌的各种激素积极发挥着作用，如生长激素可以比白天多分泌3倍，在儿童，可以促进生长；在成人，能加速体内脂肪燃烧，增加肌肉含量。

5 快速动眼期
记忆巩固期，易惊醒，心率加快，血压升高，肌肉却非常松弛

1 入睡期
昏昏欲睡，呼吸规律，脉搏均匀

睡眠周期

3/4 进入熟睡期/熟睡期
精力"充电"期，不易唤醒，呼吸变缓，心率、血压下降，身体放松

2 浅睡期
正式进入睡眠，眼球活动逐渐停止，呼吸规律，体温降低

然而，调查显示，我国约有38%的人有睡眠障碍，63%的儿童睡眠不足。慢性睡眠不足会让皮肤变得干涩、粗糙、多皱，出现黑眼圈，

衰老的速度增加2.5～3倍，会增加卒中、高血压和心脏病的风险，同时也会增加肥胖、血糖和胰岛素升高的风险。胰岛素增加，继而使雄激素增加，增加PCOS的患病风险。睡眠不足或者熬夜还会导致内分泌激素分泌丧失规律、糖皮质激素（皮质醇）分泌增加，不仅加重高血糖、高血压、高雄激素血症，还可以影响生育能力，导致应激和情绪问题，使人易怒、有攻击性且焦虑，发生抑郁症的概率增加5倍。缺乏睡眠的人还会出现食欲调节激素，如胃促生长素和瘦素的变化，前者升高、后者降低就会使人总有饥饿感，非常渴望进食高油、高糖的食物，导致肥胖的发生。每天睡眠不足4小时，死亡率增加180%，免疫细胞的活力也会下降28%，增加自身免疫性疾病的发生率，慢性炎症指标C反应蛋白（CRP）也会升高，而后者不仅是心血管疾病的危险因素，也是PCOS发病的危险因素。

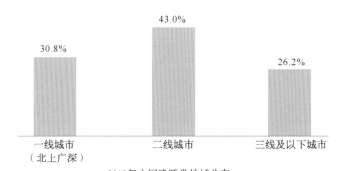

2018年中国晚睡党地域分布

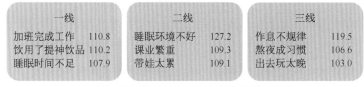

2018年中国晚睡党睡眠状况及典型影响因素分布
（分地域，TGI）

　　睡眠不足导致的血清素受体敏感性下降，至少需1周时间才能恢复，也就是说，如果长时间睡眠不足，期望通过周末补觉来弥补身体的损伤是不现实的。那么，如何保证充足的睡眠以远离各种疾病呢？有些方法不妨试一试：睡前远离电子产品，因为它们会发出蓝光，刺激皮质醇释放而阻断褪黑素释放，打乱睡眠规律；睡前4～6小时不要饮用咖啡、浓茶或功能饮料，睡前3小时不要饮酒；尽量规律作息时间，固定睡眠时间，养成良好的睡眠习惯；如果有午睡习惯，控制在45分钟以下，这样既可以让自己充满能量，还能不打乱夜间睡眠节奏；运动可以使自己平静，可以更快进入睡眠，所以，晚餐后做做瑜伽或者出去快步走有利于提高夜间睡眠质量。

④ 早期筛查是预防的关键

虽然PCOS患者大多在育龄期或因生育问题就诊，但事实上其发病多数从青春期就开始了。青春期的PCOS主要表现为月经不规律、痤疮、多毛症和肥胖等，若未得到及时诊断及治疗，可能会导致未来发生代谢综合征、生殖障碍等并发症，所以早期筛查并及时干预对患者的长期健康非常重要。

正常青春期女孩非常容易出现月经失调，但大多数女孩在3～5年可建立稳定的月经周期。青春期PCOS也表现为月经稀发、紊乱，所以往往会被误认为是一种正常的生理过渡现象而被忽略。若青春期女孩在初潮后月经稀发持续至少2年或闭经，需要考虑青春期PCOS的可能，或排除其他病变。PCOS是青春期痤疮和多毛症的最常见原因，中至重度痤疮和多毛症很可能是高雄激素血症的临床表现，因为青春期本身存在生理性雄激素过多的情况，所以这一问题往往被忽略。PCOS还与家族史密切相关，若母亲月经不规则或有明确PCOS病史，父亲秃顶或有肥胖、代谢综合征、高血压等家族史，也会导致女孩出现PCOS。青春期是一个特殊的时期，青春期PCOS是一位"不速之客"，早期积极筛查、诊断及治疗，不但有助于建立正常的排卵功能，而且还能阻止代谢和心血管疾病的发生，对患者一生的健康有重要意义。

附　录

附录一　多囊卵巢综合征诊治内分泌专家共识[1]

中国医师协会内分泌代谢科医师分会

一　概　述

多囊卵巢综合征（polycystic ovary syndrome，PCOS）又称Stein-Leventhal综合征，由Stein和Leventhal于1935年首次报道，是由遗传和环境因素共同导致的常见内分泌代谢疾病。在育龄妇女中，其患病率为5%～10%，常见的临床表现为月经异常、不孕、高雄激素血症、卵巢多囊样表现等，可伴有肥胖、胰岛素抵抗、血脂紊乱等代谢异常，是2型糖尿病、心脑血管疾病和子宫内膜癌发病的高危因素。

二　流行病学

PCOS的患病率因其诊断标准、种族、地区、调查对象等的不同而不同，高发年龄段为20～35岁。根据2003年鹿特丹诊断标准，我国育龄妇女的患病率为5.6%。

三　病因学

PCOS的发病机制目前尚不明确，与遗传及环境因素密切相关，涉及神经内分泌及免疫系统的复杂调控网络。

1　引自《中华内分泌代谢杂志》。

（一）遗传因素

PCOS与遗传有关，有家族聚集性，患者一级亲属患PCOS的风险明显高于正常人群。家系分析显示，PCOS呈常染色体显性遗传或X染色体连锁显性遗传，但不完全遵循孟德尔遗传定律。PCOS是一种多基因病，目前的候选基因研究涉及胰岛素作用相关基因、高雄激素相关基因和慢性炎症因子相关基因等。

（二）环境因素

环境因素参与了PCOS的发生、发展。宫内高雄激素环境、环境内分泌干扰物如双酚A、持续性有机污染物如多氯联苯（PCBs）、抗癫痫药物、营养过剩和不良生活方式等均可能增加PCOS发生的风险。

四 临床表现

（一）月经异常及排卵异常

月经异常可表现为周期不规律（即初潮2年后仍不能建立规律月经）、月经稀发（即周期≥35天）、量少或闭经（停经时间超过3个以往月经周期，或≥6个月），还有一些不可预测的出血。排卵异常表现为稀发排卵（每年≥3个月不排卵者）或无排卵。

（二）高雄激素的临床表现

1. 多毛：上唇、下颌、胸背部（包括乳晕）、下腹部（包括脐周及脐中线）、大腿内侧可见较粗的体毛，阴毛呈男性型分布，mFG评分中国人群大于4分，即提示多毛。

2. 痤疮：25%～35% PCOS患者伴有痤疮，而83%女性严重痤疮患者是PCOS。伴有高雄激素表现的痤疮多见于青春期后痤疮，皮损表现为粉刺、丘疹、脓疱和结节，好发于面部中下1/3处，常伴有明显皮脂溢出和月经前期加重，对常规治疗抵抗。临床常用Pillsbury四级改良分级法将痤疮严重程度分为Ⅰ～Ⅳ级。

3. 脱发：常表现雄激素源性脱发，头发从前额两侧开始变纤细而稀疏，逐渐向头顶延伸，但前额发际线不后移。

4. 男性化体征：声音低沉，喉结突出，女性第二性征逐渐减退与消失，如乳房变小、阴蒂增大。

（三）胰岛素抵抗相关的代谢异常

1. 肥胖：PCOS患者肥胖的患病率为30%～60%，以腹型肥胖为主。我国有34.1%～43.3%的PCOS患者合并肥胖。

2. 黑棘皮病：它是高胰岛素血症在皮肤上的表现，是高代谢风险的临床标志之一。多发生于颈部、腋窝、腹股沟及乳房下方，皮肤表现为绒毛状角化过度及灰棕色色素沉着。

3. 糖调节受损（IGR）/2型糖尿病：IGR包括空腹血糖受损（IFG）及糖耐量受损（IGT），PCOS患者以餐后血糖升高为主，IGT的风险显著高于年龄和BMI匹配的女性。流行病学调查显示，PCOS患者中IGT发生率约为35%，2型糖尿病发生率约为10%。

4. 脂代谢异常：约70%的PCOS患者存在脂代谢异常，主要表现为甘油三酯（TG）、低密度脂蛋白（LDL）及非高密度脂蛋白（nHDL）升高；与年龄、体重指数（BMI）匹配的对照者相比，非肥胖型PCOS患者也存在低HDL、高极低密度脂蛋白（VLDL）和高LDL的特征。

5. 非酒精性脂肪性肝病（NAFLD）：PCOS患者较年龄和体重匹配的正常妇女更易患NAFLD，且病理评分更高。高雄激素血症的PCOS患者较非高雄激素血症的PCOS患者更易发生NAFLD。

6. 高血压：PCOS患者常以收缩压升高为主，30岁以后其发病率开始增加，30～45岁达到正常同龄人的3～5倍，绝经后期亦是正常人群的3倍。

7. 心血管疾病风险：随着年龄的增长，PCOS患者心血管疾病风险显著升高。PCOS患者血管功能不良与肥胖相关。此外，与年龄和BMI匹配的非PCOS患者相比，PCOS患者中颈动脉内膜中层增厚、冠状动脉钙化及轻度主动脉钙化更为显著。

（四）代谢紊乱对女性生殖功能及围产期的影响

肥胖和胰岛素抵抗被认为可以破坏窦卵泡的发育，干扰下丘脑-垂体-卵巢轴，导致慢性不排卵。研究显示，肥胖PCOS患者不孕率更高，而且对诱导排卵的药物反应性差，胚胎质量也差，体外受精（IVF）移植成功率、怀孕率、活产率均低，流产率高，妊娠并发症多。另外，孕前期和孕早期的胰岛素抵抗会增加患者孕期糖尿病、高血压和先兆子痫的发生率，导致胎盘功能不全、流产、先天畸形、早产、死产，首次剖宫产率升高，新生儿并发症增多，同时胎儿成年后出现肥胖、胰岛素抵抗和糖尿病的风险增加。有研究显示，血浆和卵泡液中硬脂酸、油酸的浓度与卵母细胞的发育能力和不良的妊娠结局有关。

五 诊断及鉴别诊断

（一）诊断依据

1. 病史询问：患者月经情况（初潮时间、月经周期、月经量等），有无高雄激素血症临床表现（多毛、痤疮等），代谢异常情况（肥胖、糖尿病、高血压等），目前是否有生育要求，既往有无不孕病史及不良妊娠史，饮食和生活习惯，家族中是否有肥胖、糖尿病、高血压、冠心病患者，以及女性亲属是否存在月经异常、不良生育史和妇科肿瘤病史，都需仔细询问。

2. 体格检查：测定身高、体重、腰围、臀围、血压，评估多毛和痤疮，检查有无甲状腺肿大，评估乳房发育情况（Tanner分级），并了解有无挤压溢乳，是否有萎缩纹、黑棘皮病及阴蒂肥大。

3. 实验室检查：(1)生殖轴的评估：① 高雄激素血症的评估：目前

没有适用于临床广泛开展的精准评估方法，最常用的是测定血清总睾酮水平。由于不同单位测定的方法和参考范围不同，如果测定值高于当地女性参考范围的正常上限即可考虑高雄激素血症。PCOS患者血清总睾酮正常或轻度升高，通常不超过正常上限的2倍，可伴有雄烯二酮升高，硫酸脱氢表雄酮（DHEA-S）正常或轻度升高。若有条件，建议同时测定性激素结合球蛋白（SHBG），计算游离雄激素指数（FAI）=［总睾酮（nmol/L）×100/SHBG（nmol/L）］，能更好地反映体内活性睾酮的水平，FAI正常值为0.7～6.4。② 黄体生成素（LH）、卵泡刺激素（FSH）、雌二醇：月经第2～5天或B超未见优势卵泡时进行测定。部分PCOS患者可伴有LH/FSH比值≥2。③ 抗苗勒激素（AMH）：若有条件，建议检测AMH以协助诊断，PCOS患者的血清AMH水平较正常增高。（2）其他内分泌激素测定排除相关疾病（详见鉴别诊断）：甲状腺功能、肾上腺皮质功能、血清催乳素、血清17-羟孕酮（17-OHP）等。（3）代谢风险和心血管疾病风险评估：① 口服葡萄糖耐量试验（OGTT）+胰岛素释放试验（IRT）测定：推荐5点法（0、30、60、120、180 min）。② 其他指标：血脂、肝功能、肾功能、C反应蛋白、同型半胱氨酸、心电图、颈动脉超声，若有条件可行体脂率分析。

4. 子宫及附件超声检查：超声检查前应停用性激素类药物至少1个月。月经周期的第3～5天（月经规律者）或无优势卵泡状态下行超声检查，稀发排卵患者若卵泡直径>10 mm或有黄体出现，应在以后周期进行复查。推荐腔内超声检查，无性生活者需经直肠超声检查，有性生活者经阴道超声检查。需注意的是卵巢多囊（PCO）并非PCOS所特有。正常育龄妇女中20%～30%可有PCO，PCO也可见于口服避孕药后、闭经等情况。

5. 诊断标准：（1）育龄期PCOS的诊断：根据2011年中国PCOS的诊断标准，应符合以下条件。疑似PCOS：月经稀发或闭经或不规则子宫出血是诊断的必需条件；另外再符合下列2项中的1项：① 高雄激素表现或高雄激素血症；② 超声表现为PCO。标准的评估方法：① 月经稀发，月经周期35天～6个月；闭经：继发性闭经（停经时间≥6个月）

常见；原发性闭经（16 岁尚无月经初潮）少见；不规则子宫出血，月经周期或经量无规律性；② 高雄激素表现包括痤疮（复发性痤疮，常位于额、双颊、鼻及下颌等部位）、多毛（上唇、下颌、乳晕周围、下腹正中线等部位出现粗硬毛发）；高雄激素血症依据总睾酮的测定，睾酮水平与临床高雄激素症状的程度无相关关系；③ PCO 诊断标准：一侧或双侧卵巢内直径 2 ～ 9 mm 的卵泡数≥ 12 个/卵巢，和（或）卵巢体积≥ 10 mL［卵巢体积按 0.5 × 长径 × 横径 × 前后径（cm）计算］。排除诊断：排除其他类似的疾病是确诊 PCOS 的条件。部分 PCOS 患者可伴有催乳素轻度升高，但如果催乳素水平升高明显，应排除垂体催乳素瘤；对稀发排卵或无排卵患者，应测定 FSH 和雌二醇水平以排除卵巢早衰和中枢性闭经，测定甲状腺功能以排除甲减/甲亢引发的月经紊乱，如高雄激素血症或明显的高雄激素临床表现，应排除非典型性肾上腺皮质增生（NCAH）、皮质醇增多症、分泌雄激素的卵巢肿瘤等。确诊 PCOS：具备上述疑似 PCOS 诊断条件后还必须逐一排除其他可能引起高雄激素的疾病和引起排卵异常的疾病才能确诊。（2）青春期 PCOS 的诊断：对于青春期 PCOS 的诊断，必须同时符合以下 3 个指标：① 初潮后月经稀发持续至少 2 年或闭经；② 高雄激素血症或高雄激素的临床表现；③ 超声下卵巢 PCO 表现或体积增大（>10 mL）；同时应排除其他疾病。

　　6. 胰岛素抵抗的评估方法：胰岛素抵抗是指胰岛素效应器官或部位对其转运和利用葡萄糖的作用不敏感的一种病理生理状态。一些临床特征可以提示胰岛素抵抗，如腹型肥胖、血脂异常、黑棘皮病、高血压、糖调节异常。（1）金标准：高胰岛素正糖钳夹试验，用平均血糖利用率/平均胰岛素浓度（M/I）进行判断，实验复杂，不作为常规检查，仅用于科研。（2）空腹胰岛素测定：由于检测方法和人群的差异，建议高于当地正常参考值 2 ～ 5 倍者判定为胰岛素抵抗和高胰岛素血症。空腹胰岛素正常或轻度升高不能排除胰岛素抵抗。（3）稳态模型评估的胰岛素抵抗指数（HOMA-IR）：空腹胰岛素（μU/mL）× 空腹血糖（mmol/L）/22.5，或量化胰岛素敏感指数（QUICKI）1/［Log 空腹胰岛素（μU/mL）×空腹血糖（mg/dL）]。参考范围依据当地人群的测定值。（4）口服葡萄糖耐量试验（OGTT）及胰岛素释放试验：建议采用5点法。糖负荷后胰岛素分泌曲线明显升高（高峰值超过基础值的10倍以上），胰岛素曲线下面积增大，或胰岛素分泌延迟、高峰后移至120 min，或胰岛素水平180 min时仍不能回落至空腹水平。

7. PCOS患者代谢综合征诊断标准：见表1。

表1　PCOS代谢综合征诊断标准（5项中符合3项即可）

危险因素	切　点
1. 腹型肥胖（腰围）	>85 cm
2. 甘油三酯	≥1.69 mmol/L
3. HDL-C	<1.0 mmol/L
4. 血压	≥130/85 mmHg
5. OGTT空腹血糖和2小时血糖	空腹血糖6.1～7.0 mmol/L和（或）2小时血糖7.8～11.1 mmol/L

注：HDL-C：高密度脂蛋白胆固醇；1 mmHg=0.133 kPa；腹型肥胖的标准参照《中华医学会糖尿病学分会关于代谢综合征的建议》，HDL-C标准参照2016年《中国成人血脂异常防治指南》，其他参照2004年鹿特丹标准中对于代谢综合征的定义

（二）鉴别诊断

1. 先天性肾上腺皮质增生（CAH）：非经典型CAH，因21-羟化酶缺陷导致。此病以肾上腺源性的雄激素轻度升高为主。鉴别主要依赖基础状态下及ACTH兴奋后的17-羟孕酮（17-OHP）的测定。基础17-OHP<2 ng/mL，可排除CAH；若基础17-OHP>10 ng/mL，则诊断为CAH；若17-OHP在2～10 ng/mL，需要进行ACTH兴奋试验。

2. 皮质醇增多症：皮质醇增多症由肾上腺皮质分泌过量的糖皮质激素所致。对怀疑有皮质醇增多症者，可通过测定皮质醇节律、24 h尿游离皮质醇及1 mg地塞米松抑制试验进行筛查，若午夜1 mg地塞米松抑制试验发现次日晨血皮质醇<1.8 μg/dL（50 nmol/L）可以除外皮质醇增多症，异常者再使用经典法地塞米松抑制试验确诊。

3. 雄激素相关肿瘤：总睾酮高于正常上限值的2.5倍时应注意排除产生雄激素的卵巢肿瘤。盆腔B超、MRI或CT可协助诊断。若DHEA-S>800 μg/dL应注意排除肾上腺肿瘤，肾上腺CT和MRI检查可协助诊断。

4. 高催乳素血症：部分PCOS患者可有血清催乳素轻度升高。若血清催乳素反复持续增高，应进行相应的病因鉴别（如催乳素瘤等）。

5. 甲状腺疾病：根据临床表现和甲状腺功能测定（FT_3、FT_4、TSH及抗甲状腺自身抗体）并结合甲状腺超声可进行诊断。

6. 早发性卵巢功能不全（POI）：年龄<40岁，可伴有慢性不排卵、不孕、多毛、肥胖等，患者会出现类似围绝经期的症状，血FSH及LH水平升高，雌激素水平低下，则考虑此诊断。超声检查往往提示卵巢体积减小，窦卵泡数量减少，无多囊样的改变。

7. 功能性下丘脑性闭经：通常血清FSH、LH低下或正常，FSH水平高于LH水平，雌二醇相当于或低于早卵泡期水平，无高雄激素血症，在闭经前常有快速减重或精神心理障碍压力大等诱因。

六 治 疗

（一）生活方式干预

无论肥胖或非肥胖PCOS患者，生活方式干预都是基础治疗方案，包括饮食、运动和行为干预等。

1. 饮食干预：总能量的控制及膳食结构的合理化是关键，推荐碳水化合物占45%～60%，并选择低血糖生成指数（GI）食物，脂肪占20%～30%，其中以单不饱和脂肪酸为主，饱和及多不饱和脂肪酸均应小于10%，蛋白质占15%～20%，以植物蛋白、乳清蛋白为主，同时要摄入丰富的维生素、矿物质及膳食纤维。

2. 运动干预：对于肥胖或超重的患者，运动的主要目标是改善身体脂肪分布及减重，体重下降5%～10%可使患者的生殖和代谢异常得到明显改善。建议每周累计进行至少150 min中等强度（达到最大心率

50% ～ 70%）的运动效果，以有氧运动为主，每次20 ～ 60 min，视运动强度而定。对于体重正常但存在胰岛素抵抗和高胰岛素血症的患者，运动同样可以增加胰岛素敏感性，有利于其临床转归。

3. 行为干预：戒烟限酒和心理调整（去除焦虑、抑郁等不良情绪）能纠正不良的生活习惯，对于巩固饮食及运动疗法的效果、防止体重反弹有着重要作用。

（二）代谢异常干预

适应人群：以代谢异常表型为主的PCOS患者。

1. 青春期：合并IGR或糖尿病的非肥胖或肥胖PCOS患者，如果单纯生活方式干预效果欠佳，推荐加用二甲双胍，最大剂量推荐1 500 mg/d，疗程至少3个月。对于合并超重或肥胖的PCOS患者，经过生活方式干预治疗，体重下降幅度小于基础体重的5%，建议在二甲双胍基础上联用或改用脂肪酶抑制剂（奥利司他），该药物通过竞争抑制胰腺、胃肠道中脂肪酶的作用，抑制肠道食物中脂肪的分解和吸收，减轻体重，小样本研究提示其还能降低雄激素水平。需注意的是，青春期PCOS患者减轻体重不宜过快，应循序渐进，以不影响青春期正常发育为原则。

2. 育龄期：(1) 合并IGR：非孕期：不论肥胖或非肥胖的PCOS患者推荐诊断成立后即可开始二甲双胍治疗，该药主要通过改善肝脏及外周组织的胰岛素抵抗，抑制肝脏糖异生和糖原分解，增加外周组织对葡萄糖的利用，改善高胰岛素血症。建议从小剂量开始，逐渐加量，非肥胖患者推荐1 000 ～ 1 500 mg/d，肥胖患者推荐2 000 ～ 2 500 mg/d，餐时或餐后立即服用，疗程至少3 ～ 6个月。若胰岛素抵抗或糖调节异常明显改善，备孕患者建议使用至确诊妊娠，无妊娠计划患者可使用至糖调节异常恢复；若治疗3 ～ 6个月没有效果，建议调整治疗方案，可考虑在二甲双胍基础上联用或改用：① 噻唑烷二酮类药物（吡格列酮），该药可提高靶组织对胰岛素作用的敏感性，减少外周组织和肝脏的胰岛素抵抗，减少肝脏糖原输出，改善糖脂代谢，并有减轻炎症状态等作用，小样本研究提示其能改善高雄激素血症和排卵，联合二甲双胍具有协同治疗效果，用药期间需避孕；② α-葡萄糖苷酶抑制剂，该药可竞争性抑制 α-糖苷酶，进而减少糖类在小肠中的吸收，同时还能调节肠道菌群，增加患者餐后 GLP-1 水平，改善血脂，小样本的证据提示阿卡波糖降低 LH 水平和改善高雄激素血症；用药期间需避孕。孕期：对于已经妊娠患者，首选生活方式干预，若血糖无法达到孕期血糖控制标准，及时使用胰岛素；无二甲双胍禁忌的情况下，取得患者知情同意后亦可慎重使用二甲双胍。（2）肥胖和脂肪肝：在生活方式干预不能有效地控制体重和改善脂肪肝时，应尽早辅助药物治疗。非孕期：推荐二甲双胍治疗，疗程至少 3～6 个月，体重下降幅度达到原体重的至少 5%，备孕患者建议使用至确诊妊娠。若体重下降幅度小于原体重的 5%，建议联用或改用奥利司他，若生活方式干预和药物均不能有效地控制体重和改善脂肪肝可考虑代谢手术，适用人群包括：BMI>35 kg/m^2 或 BMI>30 kg/m^2 至少有一项或以上合并症，具体参见 2017 年 AACE 指南。若患者合并脂肪肝伴肝酶升高未超过正常上限的 3 倍，建议仅用改善胰岛素敏感性的药物治疗，若肝酶超过正常上限的 3 倍，建议保护肝脏，改善肝功能，具体参见《2017 年亚太工作组非酒精性脂肪性肝病指南》。孕期：若怀孕时体重仍超过标准范围，不建议在孕期中继续减重，但应该控制体重的增加速度。（3）脂质代谢异常：合并血脂异常的患者，如果生活方式干预无效，可首选他汀类药物，该药物通过选择性抑制 3-羟基-3-甲基戊二酸单酰辅酶 A 还原酶，可以改善血脂紊乱，小样本研究提示其还能降低雄激素水平，具体药物和疗程参见 2016 年《中国成人血脂异常防治指南》，改善血脂异常的治疗对 PCOS 患者的长期影响不明确。若 PCOS 患者无血脂紊乱及心血管疾病高危因素，他汀类药物不作为治疗的常规推荐药物。（4）心血管疾病风险：降低 PCOS 患者心血管疾病风险是 PCOS 治疗的远期目标。综合管理，减少心血管疾病危险因子，如戒烟、减重或改善腹型肥胖、纠正糖脂代谢紊乱、降低血压、治疗阻塞型睡眠呼吸暂停低通气综合征（OSAS）等极为重要。

（三）生殖异常干预

1. 抗高雄激素血症治疗：适用人群以高雄激素血症表型为主的PCOS患者。（1）短效口服避孕药（OCP）：对于青春期和育龄期PCOS患者，高雄激素血症及临床表现（多毛症、痤疮等）建议OCP作为首选治疗。对于月经尚未来潮的患者，只要已进入青春发育晚期（如乳房发育≥Tanner Ⅳ级），有需求者亦可选用OCP治疗。OCP治疗痤疮一般需3～6个月可见效；多毛至少治疗6个月后才显效。对于使用OCP治疗无效的痤疮及脱发患者，需到皮肤科就诊，配合相关的局部治疗或进行物理治疗。需要注意：在无其他代谢危险因素的情况下，可单独使用OCP；有其他代谢危险因素的情况下，建议使用OCP时联用改善代谢风险的药物。（2）螺内酯：适用于OCP治疗效果不佳、有OCP禁忌或不能耐受OCP的高雄激素血症患者。每日剂量60～100 mg，建议在有效避孕的情况下，小剂量开始逐渐加量使用，至少使用6个月见效。在大剂量使用时，会发生乳房胀痛、月经紊乱、头痛或多尿，需注意低血压及高血钾，建议定期复查血钾和肾功能。

2. 调整月经周期：适用于青春期、育龄期无生育要求、因排卵障碍引起月经紊乱的PCOS患者。（1）周期性使用孕激素：对于无高雄激素血症和临床高雄激素表现，以及无胰岛素抵抗的患者可周期性使用孕激素。药物包括地屈孕酮10～20 mg/d或黄体酮100～200 mg/d或醋酸甲羟孕酮10 mg/d，每周期10～14天。此方法不影响代谢，不抑制下丘脑-垂体-性腺轴。（2）短效口服避孕药（OCP）：对于月经量过多或经期延长且有高雄激素血症和（或）高雄激素表现的PCOS患者可给予OCP。OCP首选达英35，从月经第3～5天开始服用，连续服用21天（连续使用不超过6个月）。合并重度肥胖、糖脂代谢紊乱的患者，建议联合二甲双胍或胰岛素增敏剂治疗。（3）雌孕激素序贯疗法：对于有生育要求或雌激素偏低、有围绝经期症状的PCOS患者，可给予雌孕激素序贯方法调节月经异常，具体方案参照《绝经过渡期和绝经后激素治疗临床应用指南》。

3. 促排卵：适用于以生育障碍为主要表型的PCOS患者。有生育要求的无排卵女性均可用，建议进行孕前咨询，要考虑到肥胖、高雄激素血症、年龄、卵巢体积和月经异常等因素对妊娠结局的影响。具体方案参照《多囊卵巢综合征不孕治疗共识》。合并代谢异常的PCOS患者建议促排卵前首先纠正代谢异常。

（四）远期并发症的预防与管理

定期的管理对PCOS本身及其远期并发症的预防极为重要。若PCOS患者具有早发心血管疾病家族史、吸烟史、IGR/2型糖尿病、高血压、血脂异常、OSAS、肥胖（尤其是中心型肥胖）等危险因素，应定期进行监测。PCOS合并IGR，建议每年进行OGTT检查，已经诊断为2型糖尿病，要给予适当的降糖治疗；若合并血脂异常建议每3～6个月复查，如存在中心型肥胖或其他糖尿病高危风险因素，检查频率应该增加。而对于肥胖、高胰岛素血症、糖尿病及年轻长期不排卵的PCOS患者，子宫内膜增生或子宫内膜癌的发生明显增加，应定期进行妇科超声监测子宫内膜。

（五）中医中药与中西医结合治疗

中医认为PCOS与肝、脾、肾三脏功能失调密切相关，兼杂气郁、痰湿、血瘀、内热等多种病理因素，治疗上主要是在调补肝、脾、肾的基础上，根据辨证分别施以理气、化痰、利湿、化瘀、清热等多种手段，如能结合月经周期进行分期用药将更加有助于恢复PCOS患者的排卵乃至成功受孕。中药、针刺、艾灸、穴位埋线等也有一定的效果。

共识专家组名单：宁光（上海交通大学医学院附属瑞金医院内分

泌代谢病科），陈子江（山东大学附属生殖医院），刘伟（上海交通大学医学院附属仁济医院内分泌科），王卫庆（上海交通大学医学院附属瑞金医院内分泌代谢病科），陶弢（上海交通大学医学院附属仁济医院内分泌科），祝之明（陆军军医大学附属大坪医院内分泌科），秦贵军（郑州大学第一附属医院内分泌科），曲伸（同济大学附属第十人民医院内分泌科），李玲（中国医科大学附属盛京医院内分泌科），林金芳（复旦大学附属妇产科医院），孙赟（上海交通大学医学院附属仁济医院生殖医学科），石玉华（山东大学附属生殖医院），鞠强（上海交通大学医学院附属仁济医院皮肤科），孙建琴（复旦大学附属华东医院老年科），桑珍（上海中医药大学附属曙光医院内分泌科），王丽华（上海交通大学医学院附属仁济医院内分泌科）

附录二　PCOS 常用的检验指标及注释

英文缩写	中文名称	注　释
A_2	雄烯二酮	是卵巢分泌的最主要的雄激素，女性体内一半的雄烯二酮来自卵巢，另一半来源于肾上腺，雄烯二酮可转化成雌激素和睾酮，也有少量直接入血。其雄激素作用较弱
ACTH	促皮质素	腺垂体激素之一，是维持肾上腺正常形态和功能的重要激素
AMH	抗苗勒激素	由卵巢颗粒细胞产生，可以反映卵巢的储备功能
BBT	基础体温	基础状态下的体温，女性基础体温随月经周期而变动，可以用来判断排卵情况，反映黄体功能，协助诊断阴道出血类型及早孕等
BMI	体重指数	体重（kg）与身高（m）平方的比值，国际上常用的衡量人体胖瘦程度的指标
COC	短效口服避孕药	雌孕激素的复方制剂
CRP	C反应蛋白	是反映体内慢性低级联炎症的炎症因子
DHEA/DHEA-S	脱氢表雄酮/硫酸脱氢表雄酮	是肾上腺分泌的主要的雄激素类型，多以DHEA-S的形式存在，雄激素活性低，作为激素原可进一步转化成雄烯二酮、睾酮、双氢睾酮和雌酮、雌二醇
E_2	雌二醇	卵巢分泌的最主要的雌激素，其作用强于雌酮和雌三醇，主要作用是促进和维持女性生殖器官的发育及第二性征的出现。参与卵泡生长发育的各个环节，促进子宫内膜修复和增生及宫颈腺体分泌增加；促进乳腺发育及儿童骨骼和神经细胞的生长发育；还影响凝血系统的平衡
F	皮质醇	是肾上腺皮质分泌的糖皮质激素，参与物质代谢、水盐平衡、应激反应等
FSH	卵泡刺激素	脑垂体分泌的激素之一，在女性其主要生理作用是在LH的协同下，促进卵泡的生长和发育，促进颗粒细胞增殖及雌激素的分泌
FT3/TT3	游离三碘甲腺原氨酸/总三碘甲腺原氨酸	由甲状腺合成和分泌，主要生理作用是维持生长发育，促进新陈代谢、物质氧化，提高基础代谢率，产热，保持体温

（续表）

英文缩写	中文名称	注 释
FT4/TT4	游离甲状腺素/总甲状腺素	同"FT3/TT3"
GI	血糖生成指数	指摄入含50 g碳水化合物的食物与摄入50 g葡萄糖在一定时间内血糖反应的百分比，反映食物升高血糖的速度和能力，通常把葡萄糖的血糖生成指数定为100，食物的GI小于55被称为低GI食物
GL	血糖负荷	食物的碳水化合物量乘以这种食物的血糖生成指数，能真实反映食物的血糖应答效应
GLP-1RA	胰高血糖素样肽-1受体激动剂	是具有减重、降糖、保护心肾功能的新型降糖药
GnRH	促性腺激素释放激素	是下丘脑分泌的激素，最主要的生理作用是促进垂体促性腺激素FSH和LH的合成及分泌
IR	胰岛素抵抗	
IL-6/IL-18	白介素-6/白介素-18	是反映体内慢性低级联炎症的炎症因子
LH	黄体生成素	脑垂体分泌的激素之一，在女性其主要生理作用是诱导卵泡膜细胞合成雄激素，协同FSH促进卵泡发育和排卵，促进黄体形成并分泌孕酮和雌激素
NAFLD/NASH	非酒精性脂肪性肝病/非酒精性脂肪性肝炎	
17-OHP	17-羟孕酮	由肾上腺和性腺产生的内源性孕激素，可进一步转化成孕酮，其孕酮活性很低
OGTT	口服葡萄糖耐量试验	评价人体糖调节状态的临床诊断试验
P	孕酮	黄体分泌的主要激素，对下丘脑-垂体-卵巢轴呈负反馈调节，能抑制FSH和LH的分泌，能上调体温，使子宫内膜从增殖期向分泌期转化，对受精卵的着床和发育、妊娠的维持有非常重要的作用；促进乳腺管的发育，抑制宫颈腺体分泌
PCO	卵巢多囊	临床B超检查结果的描述
PCOS	多囊卵巢综合征	一种在育龄妇女中常见的内分泌代谢疾病
PRL	催乳素	腺垂体分泌的激素，主要对泌乳、性腺功能、生殖和免疫系统有调节作用

（续表）

英文缩写	中文名称	注 释
RCT	随机对照试验	一种对医疗卫生服务中的某种疗法或药物的效果进行检测的手段，被认为是评价药物安全性和有效性的金标准
SHBG	性激素结合球蛋白	由肝脏合成和分泌，主要作用是与性激素结合并运输性激素，在性激素作用过程中起重要作用
T	睾酮	女性体内的睾酮主要来源于卵巢、肾上腺和腺外转化。睾酮是合成雌激素的前体，也是维持女性生殖功能重要的激素，对阴毛、腋毛的生长及性欲的维持起着重要作用
TGAb/TPOAb	甲状腺球蛋白抗体/甲状腺过氧化物酶抗体	自身免疫性甲状腺炎相关抗体
TNF-α	肿瘤坏死因子	是反映体内慢性低级联炎症的炎症因子
TSH	促甲状腺激素	腺垂体激素之一，主要生理作用是促进甲状腺的生长、甲状腺激素的合成和释放
TT/FT	总睾酮/游离睾酮	真正起作用的睾酮

参考文献

［1］板仓弘重.降血糖时间妙招［M］.南京：江苏凤凰科学技术出版社，2017.

［2］蔡威，邵玉芬.现代营养学［M］.上海：复旦大学出版社，2011.

［3］曹泽毅.中华妇产科学［M］.3版.北京：人民卫生出版社，2014.

［4］陈卉，谭诗云.多囊卵巢综合征与非酒精性脂肪性肝病的相关性研究［J］.胃肠病学和肝病学杂志，2018，27（10）：1110-1114.

［5］大卫内森，琳达德拉汉蒂.打败糖尿病［M］.北京：中国人民大学出版社，2008.

［6］丁文，郭艺红.调整生活方式对多囊卵巢综合征女性妊娠结局的影响［J］.生殖医学杂志，2018，27（4）：378-381.

［7］丰有吉，沈铿.妇产科学［M］.北京：人民卫生出版社，2010.

［8］葛秦生.实用女性生殖内分泌学［M］.北京：人民卫生出版社，2008.

［9］杰罗姆F.施特劳斯Ⅲ，罗伯特·L.巴比里.《生殖内分泌学》［M］.乔杰译.北京：科学出版社，2019.

［10］李经.糖尿病和代谢综合征的检测与治疗［M］.北京：中国科学技术出版社，2006.

［11］栗原毅.一本书了解脂肪肝［M］.北京：电子工业出版社，2016.

［12］林金芳.关于多囊卵巢综合征患者得生活方式干预［J］.中华生殖与避孕杂志，2019，39（3）：173-176.

［13］蔺慧芳.糖尿病社区护理与自我管理［M］.北京：人民军医出版社，2008.

［14］刘伟，陶弢，王丽华.多囊卵巢综合征和内分泌不孕不育［M］.上海：上海科学技术出版社，2016.

［15］乔杰、李蓉、李莉，等.多囊卵巢综合征流行病学研究［J］.中国实用妇科与产科杂志，2013，11（29）：849-852.

［16］乔杰.多囊卵巢综合征［M］.北京：大学医学出版社，2010.

［17］宋琴琴、赵红.多囊卵巢综合征患者生活方式干预的研究进展［J］.中华护理教育，2016，13（6）：471-475.

［18］王笑臣、杨菁.重视多囊卵巢综合征患者的生活方式调整［J］.中华妇产科杂志，2018，53（1）：51-54.

［19］王亚平、郁琦.多囊卵巢综合征的辅助生育治疗［J］.中国计划生育和妇产科，2014，（6）：19-21，43.

［20］魏小辉、王育璠.2015年国际妇产科联盟（FIGO）妊娠期糖尿病诊疗指南解读［J］.中华内分泌代谢杂志，2016，32（011）：895-899.

［21］谢幸，苟文丽.妇产科学［M］.8版.北京：人民卫生出版社，2013.

［22］杨怡珂，漆洪波.美国妇产科医师学会（ACOG）"妊娠期高血压和子痫前期指南2019版"要点解读（第一部分）［J］.中国实用妇科与产科杂志，2019，35（8）：895-899.

［23］郁琦.妇科内分泌诊治指南（解读·病案分析）［M］.北京：人民卫生出版社，2013.

［24］袁莹莹，赵君利.多囊卵巢综合征流行病学特点［J］.中国实用妇科与产科杂志，2019，3：

261—264.

［25］中国超重肥胖医学营养治疗专家共识编写委员会.中国超重/肥胖医学营养治疗专家共识（2016年版）［J］.中华糖尿病杂志，2016，8（9）：525-540.

［26］中国医师协会内分泌代谢科医师分会.多囊卵巢综合征诊治内分泌专家共识［J］.中华内分泌代谢杂志，2018，1（34）：1-7.

［27］中国营养学会.中国居民膳食指南2016［M］.北京：人民卫生出版社，2016.

［28］中国营养学会糖尿病营养工作组.《中国2型糖尿病膳食指南》及解读［J］.营养学报，2017，39（6）：521-529.

［29］中华医学会妇产科学分会产科学组，中华医学会围产医学分会妊娠合并糖尿病协作组.妊娠合并糖尿病诊治指南（2014）［J］.中华妇产科杂志，2014，49（8）：561—569.

［30］中华医学会妇产科学分会产科学组.孕前和孕期保健指南（2018）［J］.中华围产医学杂志，2018，21（3）：145-152.

［31］中华医学会妇产科学分会内分泌学组及指南专家组.多囊卵巢综合征中国诊疗指南［J］.中华妇产科杂志，2018，53（1）：2-6.

［32］中华医学会妇产科学分会妊娠期高血压疾病学组.妊娠期高血压疾病诊治指南（2015）［J］.中华妇产科杂志，2015，50（10）：721-728.

［33］中华医学会肝病学分会脂肪肝和酒精性肝病学组，中国医师协会脂肪性肝病专家委员会.非酒精性脂肪性肝病防治指南（2018更新版）［J］.传染病信息，2018，31（5）：393-402，420.

［34］中华医学会内分泌学分会.高尿酸血症和痛风治疗的中国专家共识［J］.中华内分泌代谢杂志，2013，29（11）：913-920.

［35］中华医学会内分泌学分会.中国2型糖尿病合并肥胖综合管理专家共识［J］.中华内分泌代谢杂志，2016，32（08）：623-627.

［36］Diamanti-Kandarakis E, Dunaif A. Insulin resistance and the polycystic ovary syndrome revisited: an update on mechanisms and implications［J］. Endocr Rev, 2012, 33(6): 981-1030.

［37］Jerome FS, Robert LB. Yen & Jaffe's Reproductive Endocrinology［M］. 7th ed. Philadelphia: Elsevier Saunders, 2013.

［38］Li R, Zhang Q, Yang D, et al. Prevalence of polycystic ovary syndrome in women in China: a large community-based study［J］. Hum Reprod, 2013, 28(9): 2562-2569.

［39］Rong Li, Qiufang Zhang, Dongzi Yang, et al. Prevalence of polycystic ovary syndrome in women in China: a large community based study［J］. Human Reproduction, 2013, 28(9): 2562-2569.

［40］Walters KA, Handelsman DJ. Role of androgens in the ovary［J］. Mol Cell Endocrinol, 2018, 465: 36-47.

［41］Zhao H, Lv Y, Li L, et al. Genetic Studies on Polycystic Ovary Syndrome［J］. Best Pract Res Clin Obstet Gynaecol, 2016, 37: 56-65.